Sabine Seyffert

Entspannung für gestreßte Mütter

Neue Kraft schöpfen
Phantasiereisen, Ruheübungen,
Autogenes Training

Herder
Freiburg · Basel · Wien

Gedruckt auf umweltfreundlichem,
chlorfrei gebleichtem Papier

Satz: DTP-Studio Helmut Quilitz, Denzlingen
Herstellung: Freiburger Graphische Betriebe 1998
Umschlaggestaltung: Joseph Pölzelbauer
Umschlagmotiv: © Ulrich Niehoff
ISBN 3-451-26113-8

Inhalt

Einführung 9
Eine Kleinigkeit zuvor 11
Der Umgang mit diesem Buch 12
Warum erlernen immer mehr Menschen Entspannungsmethoden 13
Wie wirkt sich Streß auf unseren Körper aus? 16

Grundlagen zu den Entspannungsübungen, Phantasiereisen und dem Autogenen Training
Der richtige Übungsort zum Entspannen 20
Die Übungshaltungen 22
Das Zurücknehmen nach den Übungseinheiten 23

Vorbereitung auf die Entspannungsübungen und das Autogene Training
Die Ruhetönung 27
Meine Gedanken – mein Körper 28
Mein heutiger Tag 30
Mein Problem 31
In mir spüre ich eine Quelle 33
Mein Atem fließt 35
Ein kleiner See der Kraft tief in meiner Mitte 35
Noch einige Tips zum Schluß 38

Das Autogene Training
Neue Wege des Autogenen Trainings 44
Meine Wiese ... Eine Phantasiereise als Einführung in das Autogene Training 48

1. Die Schwereübung 50
Bildliche Vorstellungshilfen 55
Ein schlafendes Kind 55
Im Wasser 56
Im Sand 56
Die Urlaubskoffer 56
So schwer wie ein Stein 57
Eine Wanderung in den Bergen 57
Noch einige Tips gegen Anfangsschwierigkeiten 58

2. Die Wärmeübung 59
Bildliche Vorstellungshilfen 63
Ein Sonnenbad 63
Ein warmes Bad 64
Unter der warmen Decke 64
Am warmen Ofen 65
Eine wärmende Massage 65
Ich mach es mir gemütlich 66
Noch einige Tips gegen Anfangsschwierigkeiten 66

3. Die Atemübung 68
Bildliche Vorstellungshilfen 70
Im Schaukelstuhl 70
Wie ein Baum im Wind 71
Ich bin ein Vogel 71
Am Meer 72
Ein Kornfeld 72
Ich lieg in einem Boot 73
Noch einige Tips gegen Anfangsschwierigkeiten 73

4. Die Herzübung 75
Bildliche Vorstellungshilfen 76
Der pulsierende Baumstamm 76
Die Knospe 76
Warme Wellen in meinem Körper 76
Ein kleiner Vogel in meiner Hand 78
Ich halte mein Kind in meinen Armen 78
Noch einige Tips gegen Anfangsschwierigkeiten 79

5. *Die Sonnengeflechtsübung* 79
Bildliche Vorstellungshilfen 82
Eine wärmende Hand 82
Viele warme Sonnenstrahlen 83
Eine kleine Kerze im Bauch 83
Eine Wärmflasche auf meinem Bauch 84
Mein Baby liegt auf meinem Bauch 84
Noch einige Tips gegen Anfangsschwierigkeiten 85

6. *Die Stirnkühlübung* 85
Bildliche Vorstellungshilfen 87
Die Reise auf der Wolke 88
Auf einer Wiese 88
Am Bach 88
Im Winter am Meer 88
Ein kühles Tuch auf meiner Stirn 88
Die Kühle des Stein 89
Noch einige Tips gegen Anfangsschwierigkeiten 89

Tips und Hinweise zum Üben 93
Wann, wie oft und wie lange soll geübt werden? 93
In welchem Tempo soll ich die jeweiligen Übungen erlernen? 97
Was, wenn Sie während des Übens gestört werden? . . . 98
Was, wenn Sie während einer Übung keine Wirkung bemerken? 99
Was, wenn Sie sich während des Übens unwohl fühlen? 100
Was, wenn Sie sich nach dem Üben schlapp, matt und müde fühlen? 101
Was, wenn Ihre Gedanken immer abschweifen? 101
Lernen in der Gruppe oder im Alleingang? 102
Was kann ich tun, wenn ich Ruhe brauche, aber keine Zeit zum Üben finde? 103

Die Wiese des Autogenen Trainings 105
Kurze Entspannungsübungen für zwischendurch 106
Wohltuende Massage für die Füße 106
Heilende Hände 108

Recken, Strecken, Gähnen 110
Rücken an Rücken 111
Eine Abklopfmassage 112
Schnelle Ohrmassage 113

Unterstützende Wirkung von Aromaölen 115
Dosierung und Anwendungsmöglichkeiten 117
Wie stelle ich ein Massageöl selber her 119

Richtiger Einsatz von meditativer Musik 123

Weitere Phantasiereisen zum Träumen und Entspannen . 125
Ein schöner Tag 125
Eine weise Antwort 126
Meine Insel der Ruhe 128
Am heilenden Bach 129
Ein Flug im Heißluftballon 130
Was wäre, wenn 132
Ein Ausflug an den Strand 133
Helles Licht 135
Der Stein der Kraft 136

Praktische Hilfen, Tips und Anregungen für gestreßte Mütter 139
Der Traum von einer sauberen Wohung 139
Der Tag einer Mutter – durchgeplant und organisiert . . 140
Geteiltes Leid ist halbes Leid 143
Weitere Hilfen für gestreßte Mütter 144
Chaos Kinderzimmer 146
Ruhephasen und Entspannung, nicht nur für Mütter! . . 148
Ständig müde, schlapp und ausgepowert 149
Zeit für sich 150

Lieber erst einmal zu natürlichen Heilmitteln greifen . . . 153

Ein Wort zum Schluß 155
Entspannungskurse und Fortbildungen mit der Autorin . . 156
Literaturempfehlungen 157
Danksagung 159

Einführung

Liebe Leserin,

bereits seit langer Zeit trage ich die Idee in mir, ein Buch für Frauen zu schreiben. Besser gesagt ein Buch für Mütter, die auf der Suche nach praktischen Ideen für den meist hektischen Alltag sind, die ihnen helfen, ruhiger, gelassener und entspannter zu sein.

Als Mutter wird man schließlich ständig gefordert: sei es von den Kindern, die beispielsweise Hilfe beim Erledigen der Hausaufgaben benötigen oder ganz einfach *nur* beschäftigt und versorgt werden wollen. Zum anderen den Haushalt, den man bzw. frau in Ordnung halten muß – *muß man das wirklich?* –, oder berufliche Anforderungen, die durch eine Teilzeitbeschäftigung oder gar einen Vollzeitjob an Mütter herangetragen werden.

Wie sollen Mütter all diesen Anforderungen, Wünschen, Aufgaben und eigenen Bedürfnissen gerecht werden, ohne daß sie als Mutter selber dabei auf der Strecke bleiben?

In diesem Buch möchte ich Ihnen, liebe Mütter, verschiedene Wege aufzeigen, die Ihnen zu mehr Gelassenheit im Alltag verhelfen werden, Tips geben, wie man als gestreßte Mutter ganz gezielt und ausgiebig abschalten kann sowie zahlreiche praktische Entspannungsübungen, die Sie ohne viel Aufwand im Alltag anwenden können, um zur Ruhe zu kommen. Ebenso möchte ich Sie zu wunderbaren Phantasiereisen einladen, bei denen Sie schnell allen Streß vergessen und hinter sich lassen können.

Darüber hinaus werden Sie durch die im Buch enthaltenen Übungen und Phantasiereisen Ihr inneres Gleichgewicht, eine große Portion Gelassenheit und Ihre innere Ruhe wiederfinden. Auf diese Weise spüren Sie bereits nach einiger Zeit, daß Sie stressigen Situationen wesentlich gelassener gegenübertreten werden.

Ich habe mit all diesen Übungen gute Erfahrungen gemacht. Nicht nur an mir selbst, sondern auch in meinen Entspannungskursen und Veranstaltungen zum Autogenen Training, die ich in meinen Praxisräumen seit mehreren Jahren anbiete.

Auch ich bin hin und wieder eine richtig gestreßte Mutter. Denn meine beiden Töchter Finja und Pina (zweieiige Zwillinge) halten mich ganz ordentlich auf Trapp. Ständig fallen ihnen neue Dinge ein, die man ausprobieren und entdecken kann. Und neben meinen Aufgaben und der Verantwortung als Mutter bin ich schließlich noch freiberuflich tätig. Und so ist es nicht immer ganz einfach, all diese Sachen miteinander zu vereinbaren. Da kann es auch mir als Entspannungspädagogin durchaus passieren, daß mich der Streß und all die Hektik des Alltags einholen. Und für Sie als Leserin ist es sicherlich gut zu erfahren, daß meine Ideen und Tips nicht einfach nur Theorie sind, sondern aus der täglichen Praxis kommen.

In diesem Sinne wünsche ich Ihnen, liebe Leserin, beim Lesen und vor allen Dingen beim Ausprobieren, Experimentieren und Entspannen viele ruhige, wohltuende Momente.

Ihre
Sabine Seyffert Wuppertal, im Januar 1998

Eine Kleinigkeit zuvor

Vielleicht sollten Sie sich während Sie das Buch lesen, mit Bleistift o.ä. vermerken, welche der Übungen und Ideen Ihnen persönlich sehr zusagen und gut gefallen. Denn etwas Auszuprobieren, was einem auf Anhieb gefällt, ist meist leichter und motiviert auch dazu, sich an andere Übung heranzuwagen. Haben Sie keine Scheu davor. Probieren und experimentieren Sie nach Lust und Laune. Keiner wird Sie dabei maßregeln. Wenn Sie möchten, bringen Sie ruhig auch eigene Ideen mit ein. Denn je wohler Sie sich dabei fühlen, desto schneller führen die Übungen zum Erfolg und helfen Ihnen beim Entspannen.

Als erstes möchte ich Sie in die Entspannungsmethode *Autogenes Training* einführen. Diese Entspannungsmethode hat bereits unzähligen Menschen geholfen zu einer tiefen Entspannung, inneren Ruhe und Ausgeglichenheit zu gelangen. Da diese Entspannungsmethode sehr einfach ist und in der Regel schnell erlernt wird, möchte ich Sie Ihnen auf keinen Fall vorenthalten!

Falls Sie aus gesundheitlicher Sicht unsicher und ängstlich sind, sollten Sie *vor dem Erlernen* mit Ihrer Ärztin oder Ihrem Arzt über mögliche Bedenken sprechen. In der Regel jedoch gibt es kaum einen Grund, der gegen das Erlernen dieser Entspannungsmethode spricht. Im Gegenteil, gerade diese Entspannungsmethode eignet sich hervorragend als Begleitung zu einer ärztlichen Behandlung oder Therapie.

An dieser Stelle möchte ich Sie noch auf eine Kleinigkeit hinweisen. Und zwar habe ich mich bei den jeweiligen Entspannungsübungen und Phantasiereisen ganz bewußt dafür entschieden, Sie zu duzen. Denn die Entspannungsübungen sprechen zum einen unser Inneres Kind an, und zum anderen klingt ein „Du“ einfach persönlicher und ermöglicht Ihnen auf dieser Weise einen schnelleren, angenehmeren Zugang zu der Entspannung. Zumal Sie sich die von Ihnen ausgewählten Übungen sicherlich auch selber vorsprechen bzw. sich in der Gegenwart aus Ihrer Sicht vorstellen: *„... Ich gehe auf einer wunderschönen Wiese spazieren ... Ich* *genieße die Ruhe und Stille um mich herum ... Plötzlich nehme ich den wunderbaren Duft der Blumen wahr, die auf der Wiese wachsen ...* " Ich hoffe jedenfalls, daß Sie meine Gründe verstehen und sich auf diese Weise während den Übungen wohler fühlen werden.

Der Umgang mit diesem Buch

In diesem Buch finden Sie alles Wissenswerte und wichtige Informationen, die Sie generell zum Entspannen, zum Umgang mit Phantasiereisen und zum Erlernen von Autogenem Training brauchen. Die Ruhetönung, die im Grunde genommen jede Entspannungsübung und Phantasiereise einleitet sowie alle anderen Entspannungsübungen und die sechs Grundübungen des klassischen Autogenen Trainings werden so erklärt, daß man sie leicht nachvollziehen und eigenständig zu Hause umsetzen kann.

Darüber hinaus finden Sie in diesem Buch zahlreiche kurze Übungen und Phantasiereisen, die Ihnen dabei helfen werden, sich gezielt auf das Autogene Training zu konzentrieren und die Probleme und Sorgen des hektischen Alltags für eine Zeit lang beiseite zu legen.

Bei jeder der sechs Grundübungen des Autogenen Trainings gebe ich Ihnen bildliche Vorstellungshilfen, die Ihnen helfen werden, sich die einzelnen Vorgänge im Körper ganz genau vorzustellen, und die somit den Erfolg unterstützen. Diese sogenannten Vorstellungshilfen finden Sie unter anderem in Form kürzerer Phantasiereisen, die Sie selbstverständlich auch vollkommen unabhängig vom Autogenen Training zum Entspannen und Wohlfühlen einsetzen können.

Außerdem finden Sie zu jeder der sechs Grundübungen Informationen darüber, *wie* diese Übung im Körper wirkt und mehrere kleine Phantasiereisen, die Ihnen auf sehr einfühlsame Art und Weise den Zugang zu der jeweiligen Grundübung erleichtern werden und die Übungseinheiten interessanter gestalten. Dieses Buch ist also wesentlich mehr und umfangreicher als nur ein Buch zum Autogenen Training.

Wichtiger Hinweis:

Jede der aufgeführten Phantasiereisen und anderen Entspannungsübungen können Sie natürlich auch vollkommen unabhängig vom Autogenen Training durchführen. Auch dann werden die Geschichten und Übungen eine wohltuende, entspannende Wirkung auf Ihren Körper und die Psyche haben.

Warum erlernen immer mehr Menschen Entspannungsmethoden?

Unser Alltag als Frauen und Mütter wird häufig von Streß und Hektik beherrscht. Unsere Umwelt ist hochtechnisiert, und die Gesellschaft strebt ständig nach mehr Leistungen und die damit verbundene Anerkennung. Viele Mütter können dem starken Leistungsdruck, der von allen Seiten auf sie einwirkt, nicht mehr standhalten. Dadurch kommt es vermehrt zu psychosomatischen Krankheiten und Symptome wie beispielsweise Schlafstörungen, Magen-Darm-Beschwerden, Nervosität, Ängsten, Depressionen, Konzentrationsschwierigkeiten, Migräne und Spannungskopfschmerzen, um an dieser Stelle nur einige zu nennen.

Mittlerweile sind auch immer mehr Jugendliche und besonders Kinder davon betroffen. Die Anzahl derer, die versuchen, mit Medikamenten die psychosomatischen Krankheiten zu bekämpfen, wächst ständig. Doch Medikamente und das riesige Angebot an Arznei, was viele ÄrztInnen oft zu schnell verschreiben, hilft den Frauen nicht weiter. Denn die Medikamente versuchen lediglich die Symptome zu bekämpfen und führen meist nicht zu einem Erfolg. Vielmehr müssen die Ursachen für die Sorgen, Ängste und Probleme der Mütter einmal bei der Wurzel gepackt werden. Denn der Körper bleibt in unserem Alltag gänzlich unbeachtet. Er hat zu funktionieren wie eine Maschine. Erst dann, wenn er nicht mehr „funktioniert" wie er soll, werden wir auf unseren Körper aufmerksam. Dann nehmen wir ihn wahr, weil er schmerzt und leidet. Mit Pillen etc. versuchen viele gestreßte Mütter dann die Schmerzen zu beseitigen. Meist ohne Erfolg. Denn der Körper setzt sich gegen den Streß, die Belastungen und die fehlende Aufmerksamkeit unsererseits zur Wehr – eine Art Hilfeschrei sozusagen. Der Körper zwingt uns durch die Krankheit oder die Schmerzen, die er uns bereitet, zur Ruhe. Er verlangt nach Liebe, Zuwendung und Aufmerksamkeit. Ist die Belastung und der Streß des Alltags zu hoch und hält über längeren Zeitraum an, führt dies schnell zu psychosomatischen Symptomen.

Darin liegt nun im Grunde genommen die Chance einer jeden völlig gestreßten Mutter, ihr Leben und ihren Alltag einmal mit kritischen Augen unter die Lupe zu nehmen, um diesen zu reflektieren und zu überdenken. Was kann ich als Mutter ändern, damit es mir und meinem Körper gut geht? Wie kann ich mein Verhalten und meine Lebensgewohnheiten verändern, damit der Streß meinen Körper nicht kaputt macht? Denn wenn ich mich in meiner Rolle als Mutter unwohl fühle, mir alles zuviel wird und ich der Belastung nicht standhalten kann, so wirkt sich das natürlich ganz schnell auch auf das Zusammenleben in der Familie aus. Dazu möchte ich Ihnen an dieser Stelle ein kleines Beispiel erzählen:

Erst vor kurzem erzählte mir eine Kursteilnehmerin, daß sie sich von ihrem Mann getrennt hätte. Für ihre beiden Kinder, 10 und 12 Jahre alt, muß sie nun vollkommen alleine Sorge tragen, weil sie niemanden aus der Verwandtschaft oder aus dem Freundeskreis hier in der Nähe hat, der sie unterstützen könnte und ab und zu einspringen würde, um sie als Mutter zu entlasten. Sie selbst fühlt sich müde und matt, hat nie Zeit für sich selbst und die Trennung von ihrem Partner macht ihr sehr zu schaffen. Bei jeder Kleinigkeit fährt sie aus der Haut, schimpft die Kinder oft grundlos aus, um ihrem Frust und schlechten Gefühlen Platz zu machen, und fühlt sich selber vollkommen unglücklich, weil sie sich überfordert fühlt und sich nicht alleine zu helfen weiß. Vormittags, wenn die Kinder in der Schule sind, geht sie ihrem Beruf nach und wenn sie schließlich müde und ausgelaugt von der Arbeit kommt, muß sie schnell einkaufen, Mittagessen kochen, den Haushalt einigermaßen in Ordnung bringen und sich nach dem Mittagessen und Abwasch um die beiden Kinder kümmern. Da sie sich vollkommen überfordert fühlt, hat der Arzt ihr starke

Beruhigungsmittel verschrieben, die ihr aber nicht im geringsten helfen. Da die Situation zu Hause nicht nur für sie, sondern auch für ihre Kinder unerträglich geworden ist, hat sie sich entschlossen, von dem, was sie sich nebenher erspart hat, einen Kurs im Autogenen Training zu belegen. Nun lernt sie gerade in einem meiner Kurse in einer kleinen Gruppe diese Entspannungsmethode und erreicht langsam aber sicher ihr inneres Gleichgewicht wieder. Sie selbst ist wesentlich ausgeglichener und zufriedener mit sich selbst. Zu Hause fährt sie nicht mehr so rasch aus der Haut und brüllt nicht mehr so schnell rum, wie sie mir in der letzten Kursstunde voller Stolz erzählte.

Sie sehen also, die Zeit, die Sie für sich als Mutter in Anspruch nehmen, um sich selbst etwas Gutes zu tun, sich gezielt zu entspannen oder um einfach einen Moment abzuschalten, um die Seele baumeln zu lassen, kommt nicht nur Ihnen zugute. Sicherlich kennen Sie ähnliche Situationen wie diese, die ich soeben berichtet habe. Auch ich ertappe mich manchmal dabei, daß ich meine Töchter anmeckere, ohne daß die beiden etwas Schlimmes angestellt haben. Und im nächsten Moment merke ich dann, daß mir im Moment sowieso alles nicht paßt und keiner es mir recht machen kann. In solchen Situationen denke ich dann – Halt! –, daß ich schlechte Laune oder Streß habe, ist doch nicht die Schuld meiner Kinder. Lieber nehme ich mir dann zehn Minuten Zeit für mich, um tief durchzuatmen oder eine Entspannungsübung zu machen. Anschließend geht es mir dann gleich wieder viel besser. Vielleicht probieren auch Sie es beim nächsten Mal einmal aus, wenn Sie als Mutter der Streß überkommt und Ihnen einfach alles zuviel wird!

Vor allen Dingen kann Autogenes Training als Entspannungsmethode hier Abhilfe schaffen. Allerdings sei an dieser Stelle direkt gesagt, daß Autogenes Training Stück für Stück erlernt werden muß und nur durch konsequentes Üben die Folgen des hektischen Alltags wieder abgearbeitet und beseitigt werden können. Dies geschieht langsam aber sicher und geht nicht von jetzt auf gleich. Denn die Folgen des Dauerstresses, unserer Probleme etc. haben sich auch nicht von heute auf morgen bemerkbar gemacht und unseren Körper in Mitleidenschaft gezogen, ja ihn geradezu krank gemacht. Auch dies hat sich langsam Stück für Stück aufgebaut. Zum Erlernen von Autogenem Training benötigt man eine große Portion Geduld. Wichtig ist hierbei der *liebevolle* Umgang mit seinem Körper, dem man ab sofort viel und vor allen Dingen täglich(!) Aufmerksamkeit schenken sollte. Das Autogene Training ist übrigens als Einstieg in die Entspannungsarbeit hervorragend geeignet, denn im Gegensatz zu vielen anderen Entspannungsmethoden überfordert es den Übenden nicht. Denn die einzelnen Übungen können unabhängig voneinander erlernt werden und ergänzen sich so nach und nach. Bei anderen Entspannungsmethoden dagegen kann eine Anwendung schon 30–60 Minuten dauern und meist wirken diese nur im Zusammenhang mit einem länger dauernden Ablauf.

Wie wirkt sich Streß auf unseren Körper aus?

Streß gehört genauso zu unserem Alltag wie die Entspannung. Ein gewisses Maß an Streß ist für unser Leben wichtig. Nur darf dieser Streß nicht zur Dauerbelastung führen. Auf jede Streßsituation muß stets eine ausreichende Entspannung- bzw. Ruhephase folgen. Fehlt diese, und der Streß sowie die damit verbundene Belastung hält an, schädigt das auf Dauer unseren Körper in nicht unerheblichem Maße.

Unser Körper gerät dann vollkommen aus dem Gleichgewicht. Doch nicht nur unser Körper wird dabei in Mitleidenschaft gezogen, auch unsere Seele leidet. Denn Körper und Seele stehen ständig in Wechselwirkung. Wenn wir beispielsweise körperlich sehr geschwächt sind (durch eine Krankheit o. ä.), so fühlen wir uns auch seelisch nicht gerade blendend oder sind bester Laune. Genauso ist es andersherum: Wenn wir psychisch starken Belastungen ausgesetzt sind, ist unser Körper viel anfälliger für Krankheiten. Kleinere „Wehwehchen" fallen uns wesentlich deutlicher und schmerzhafter auf.

Wenn wir Streß erleben, leistet unser Körper Schwerstarbeit: Die Herztätigkeit läuft auf vollen Touren, der Blutdruck steigt, das

Blut strömt vermehrt zu den Muskeln, der gesamte Muskeltonus (Spannung) steigt an etc.

Doch auf der anderen Seite sind somit unsere inneren Organe schlechter durchblutet, ebenso unsere Haut. Viele meiner Kursteilnehmerinnen klagen über ständige kalte Hände und Füße. Denn bei Streß wird durch den erhöhten Herzschlag soviel Blut im Körperinneren benötigt, daß der Körper es nicht mehr schafft, auch noch die Haut weiterhin genug zu durchbluten. Die Wärme der Haut wird zu schnell nach außen abgegeben. Außerdem wird bei Streß und starker körperlicher Anspannung der gesamte Stoffwechsel und die Verdauung gehemmt (s. auch Abschnitt „Das Autogene Training, über das vegetative Nervensystem S. 41). Aus diesem Grunde leiden sehr viele Frauen an Verdauungsstörungen oder Störungen im Magen-Darm-Bereich. Greifen diese dann letztendlich auch noch zu Abführmitteln, geraten sie sehr schnell in einen Teufelskreis, da sich der Körper an diese Medikamente gewöhnt. In diesem Fall lieber auf ballastoffreiche, vollwertige Ernährung achten, frisches Obst und Rohkost, Naturjoghurt evtl. mit einem Eßlöffel frischgeschroteten Leinsamen aus dem Reformhaus oder Bioladen, daß viel Flüssigkeit am besten in Form von Wasser zu sich genommen wird und Bewegung. Zuckerhaltige Speisen, Säfte, Weißmehlprodukte sowie Konserven oder Fertigmahlzeiten sollten dagegen gemieden werden.

Ein kleiner Tip:

Bei Verdauungsstörungen hat sich die Handreflexzonenmassage *Heilende Hände* auf Seite 108 als sehr hilfreich erwiesen. Dennoch sollten Sie bei Verdauungsstörungen von Ihrer Ärztin oder ihrem Arzt abklären lassen, ob keine organische Ursache für die Beschwerden vorliegt.

Die Anspannung belastet unseren Körper und somit uns als Mütter nur allzu oft in dem Maße, daß wir den Streß und die Spannung mit in den Schlaf nehmen. Abends liegt man dann noch stundenlang wach, kann kein Auge zumachen vor lauter Gedanken, die wie „Fledermäuse" im Kopf herumflattern. Gerade als Mutter fühlt man sich in der Pflicht, alles zur Zufriedenheit der restlichen Familienmitglieder zu erledigen, und meint, man muß immer alle Termine im Kopf haben, gedanklich durchgehen, was überspitzt gesagt alles sofort morgen früh nach dem Aufstehen erledigt werden muß o.ä. Das führt leider dazu, daß viele Frauen sich nicht anders zu helfen wissen und zu Schlafmitteln greifen, die meist überhaupt nicht helfen und dem Körper zusätzlich schaden, weil sie sehr schnell abhängig machen. Am nächsten Morgen fühlen wir uns wie gerädert und kommen uns vor, als hätten wir die ganze Nacht kein Auge zugemacht. Dann muß uns schnell ein Kaffee als „Wach- oder Muntermacher" seine Dienste leisten. Dies führt zu einem Teufelskreis. Mit Hilfe von Entspannungsübungen und Phantasiereisen kann man diesen Teufelskreis durchbrechen, denn diese helfen dem Übenden die Spannung abzubauen und loszulassen. Man schläft auf diese Weise schneller ein, und auch während der Nacht schläft man wesentlich tiefer! Dennoch sollte sich im übrigen jede Mutter einmal Gedanken darüber machen, ob sie sich wirklich für alles verantwortlich fühlen muß. Denn gerade der tiefe, ruhige Schlaf gibt uns die Kraft zurück, die wir am Tage verbraucht haben und für den kommenden Tag sicherlich wieder im vollen Maße benötigen. Und dies sollten wir uns als Mütter wirklich und ohne jedes schlechte Gewissen gönnen.

Grundlagen zu den Entspannungsübungen, Phantasiereisen und dem Autogenen Training

Hierbei können Entspannungsübungen dem Übenden helfen

- Lösen von seelischen und körperlichen Spannungen
- Stärkt das Immunsystem und die Abwehrkräfte
- Verbessert die Atmung
- Phantasie und Kreativität werden angeregt
- Konzentrationsfähigkeit wird geschult
- Übungen lassen den eigenen Körper bewußter und intensiver wahrnehmen
- Probleme werden besser bewältigt
- Gibt dem Körper Kraft und Energie zurück
- Steigert die Lebensfreude
- Mindert Ängste (z. B. bei Prüfungen)
- Verhilft zu mehr Mut
- Steigert das Selbstbewußtsein
- Hilft Streß und stressigen Situationen gegenüber gelassener zu bleiben
- Kann Schlafstörungen lindern, oft gänzlich beheben
- Beschleunigt den Heilungsprozeß bei Krankheiten
- Mindert das Schlafbedürfnis, da der Körper sich beim Üben ganz tief entspannt
- u. v. m.

Der richtige Übungsort zum Entspannen

Bevor Sie nun zu Hause mit dem Üben oder einer Phantasiereise beginnen, sollten Sie sich erst einmal in aller Ruhe einen schönen Ort dafür suchen. Wichtig ist, daß Sie dort völlig ungestört sind. Vielleicht legen Sie während der Zeit den Telefonhörer eine Weile daneben und informieren Ihre Familie, daß Sie für eine vereinbarte Zeit (ca. 15–30 Minuten, je nachdem welche Übungen oder Phantasiereise Sie gerade machen möchten) nicht gestört werden wollen. Denn während einer Entspannungsphase ist ihre gesamte Wahrnehmung dermaßen sensibilisiert, daß man sich selbst bei dem leisesten Geräusch ziemlich erschreckt.

Falls Sie Kinder haben, die noch keine Uhr lesen können oder zu jung sind, um eine zeitliche Spanne abschätzen zu können, möchte ich Ihnen folgenden Tip geben: Geben Sie Ihren Kindern einfach eine Küchenuhr oder einen Wecker ins Kinderzimmer, die Sie auf die gewünschte Ruhezeit stellen. Wenn diese vorbei ist, klingelt die Uhr, und die Kinder wissen sofort Bescheid, daß Sie nun wieder für sie da sind. Allerdings sollten Sie die Uhr oder den Wecker immer einige Minuten weiter stellen, falls Sie aus irgendwelchen Gründen doch noch etwas länger in der Entspannungsübung verweilen als sonst.

Der Ort sollte so sein, daß Sie sich dort rundherum wohlfühlen. Zimmer wie beispielsweise die Küche oder der Wohnungsflur eignen sich nicht als Übungsort, der Ihnen zusätzlich Ruhe vermitteln soll. Denn dies sind Orte, in denen häufig viel Hin und Her stattfindet, mit sehr viel Bewegung verbunden ist und an denen man sich nicht ungestört zurückziehen kann.

Wenn Sie sich schließlich für einen gemütlichen, ungestörten Ort entschieden haben, machen Sie es sich dort erst einmal so richtig gemütlich. Wenn es Ihnen lieber ist, dunkeln Sie den Raum, in dem Sie üben, etwas ab. Eine schöne Kerze, Blume oder eine Duftlampe unterstützen die Atmosphäre und fördern so die gewünschte Entspannung! Nehmen Sie sich ruhig die 5 Minuten, die zusätzlich nötig sind, um es sich richtig behaglich zu machen und eine angenehme Atmosphäre zu schaffen. Lernen Sie, daß auch Sie es wert sind, es gemütlich zu haben. Denn wie oft macht man als

Mutter alles sauber, räumt auf, richtet die Wohnung schön her, damit sich andere darüber freuen. Denken Sie einmal darüber nach! Anschließend werden Sie es sich mit Freude und gutem Gefühl auch einmal für sich schön herrichten können.

In einem meiner Entspannungskurse für Erwachsene hatte ich einmal eine Teilnehmerin, die Mutter von zwei Kindern war. Ständig sorgte sie sich um das Wohl der Kinder, ob es ihnen denn auch wirklich gut ginge u.s.w. Für die Kinder und ihren Mann hatte sie ständig Zeit und erfüllte ihrer Familie jeden Wunsch. Als alle Teilnehmer dann zu Beginn einer Stunde berichten sollten, wie es mit dem Üben zu Hause geklappt hat und ob jeder bei sich zu Hause einen schönen Ort zum Üben gefunden hatte, erzählte diese Mutter, daß sie in der Wohnung eigentlich gar keinen Platz für sich hätte. Die Kinder brauchten beide ein eigenes Zimmer und ein weiteres großes, geräumiges Zimmer der Wohnung hatte ihr Mann zu seinem Arbeitszimmer umfunktioniert. Sie habe dann im viel zu kleinen Schlafzimmer geübt, eingeengt zwischen Bett und Kleiderschrank. Eine andere Kursteilnehmerin merkte dann an, daß sie ja auf so engem Raum auch keinen Platz hätte, es sich mit Hilfe einer Duftlampe oder Kerze gemütlich zu machen. Daraufhin antwortete die Mutter, daß sie sich so etwas nicht leisten würde, weil sie lieber ihren Kindern wieder mal ein neues Buch oder eine Kassette schenken möchte. Sie selbst gönnte sich nicht mal eine Kleinigkeit. Ich bat sie dann, sich am nächsten Tag eine einzige schöne Blume zu kaufen, die nur für sie persönlich sei und womit sie dann ihren Ort zum Üben gemütlicher gestalten könnte. Außerdem sollte sie doch in aller Ruhe einmal mit ihrem Mann sprechen, ob er nicht wenigstens einen kleinen Teil von seinem so geräumigen Arbeitszimmer an seine Frau abgeben könnte.

In der nächsten Woche berichtete diese Mutter ganz stolz, daß ihr Mann sein Arbeitszimmer etwas umgestellt hätte, damit auch sie eine kleine Ecke für sich hätte. Dort konnte sie sich nun problemlos eine Decke zum Üben und Kissen auf den Boden legen. Außerdem berichtete sie, daß sie sich eine wunderschöne Blume gekauft habe, die sie jedesmal vor dem Üben neben sich stellen würde. Und es wäre für sie ein ganz tolles Gefühl gewesen, auch sich selbst mal etwas wert zu sein und sich etwas zu gönnen.

Die Übungshaltungen

Entspannungsübungen und Phantasiereisen kann man sowohl im Liegen als auch im Sitzen durchführen. Anfangs ist es erst einmal einfacher, im Liegen zu üben, da der Körper sich leichter auf die folgende Entspannung einstellen kann, da diese Haltung jede Nacht während des Schlafens eingenommen wird, wobei sich der Körper ebenfalls erholt:

Übungshaltung im Liegen:
Dazu können Sie sich einfach auf den Boden legen, auf einen Teppich, eine Matte oder Decke. Wenn Sie möchten, legen Sie sich ein kleines Kissen unter den Kopf und decken sich zu. Probieren Sie selbst, wie Sie sich am allerwohlsten fühlen.

Legen Sie sich der Länge nach auf den Rücken. Die Fußspitzen sollten ganz entspannt zur Seite fallen. Die beiden Arme liegen neben dem Oberkörper am Boden. Dabei sollten die Hände guten Kontakt zum Boden haben. Ihre Handinnenflächen zeigen dabei nach unten. Bevor Sie jedoch mit der gewünschten Entspannungsübung beginnen, sollten Sie darauf achten, daß Sie nichts mehr stört. Vielleicht möchten Sie noch einen Hemdknopf öffnen oder den Gürtel weiter schnallen, damit sie durch nichts mehr eingeengt werden und ihr Atem ungehemmt fließen kann. Wenn Sie mit dem Autogenen Training beginnen, schließen Sie die Augen, da sie auf diese Weise von keinen anderen visuellen Eindrücken beim Üben abgelenkt werden.

Noch eine kleine Anmerkung:

Anfangs sollten Sie auf keinen Fall im Bett üben! Denn Sie müssen ja Ihren Körper erst einmal langsam mit den einzelnen Übungen vertraut machen. Und da die Entspannungsübungen und Phantasiereisen Ihnen zu neuen Kräften verhelfen soll, ist es wichtig, den Schlaf, der Ihnen durch Ihr Bett vertraut ist, damit nicht in Verbindung zu bringen.

Das gilt übrigens auch für den Fall, wenn Sie Autogenes Training nur erlernen, um Schlafstörungen in den Griff zu bekommen. Denn besonders bei Schlafstörungen sollten Sie Ihrem Körper viel Geduld schenken und das Autogene Training erst dann ganz gezielt zum Einschlafen einsetzen, wenn Sie damit ganz vertraut sind und Ihr Körper gelernt hat, richtig auf die jeweiligen Übungen zu reagieren. Ansonsten überfordern Sie sich selbst und geben diese Entspannungsmethode zu schnell wieder auf, weil es nicht sofort zu dem von Ihnen gewünschten Ergebnis führt.

Übungshaltung im Sitzen:
Wenn Sie lieber im Sitzen üben, holen Sie sich einen Stuhl, der so hoch ist, daß Sie noch gut mit Ihren Füßen auf den Boden kommen und Ihre Fußsohlen guten Bodenkontakt haben. Mit dem Rücken sollten Sie bis an die Lehne rutschen und sich erst einmal ganz gerade aufrichten. Dann lassen Sie Ihren Kopf nach vorne fallen, und Ihre Arme liegen locker auf den Oberschenkeln auf. Wie auch beim Liegen schließen Sie während des Übens auch im Sitzen Ihre Augen.

Falls Sie einen Stuhl besitzen, an dem sich die Rückenlehne verstellen läßt, können Sie auch auf diesem üben. Dabei legen Sie sich so in den Stuhl, daß der Oberkörper sachte nach hinten gelehnt ist. Auch hier liegen die Arme locker auf den Oberschenkeln und die Augen werden beim Üben geschlossen.

Das Zurücknehmen nach den Übungseinheiten

Weswegen ist das Zurücknehmen nach einer Übung wichtig:
Nach *jedem* Übungsversuch muß anschließend die Übung zurückgenommen werden. Denn der Körper mit all seinen wichtigen Funktionen und insbesondere der Kreislauf muß wieder voll aktiviert werden. Ansonsten kann es passieren, daß man sich anschließend müde und matt fühlt, anstatt ausgeruht und vollkommen erfrischt. Kopfschmerzen und unangenehme Schwindelgefühle können ein Grund dafür sein, daß die Übungseinheit nicht oder nicht ausreichend genug zurückgenommen wurde.

Deshalb gilt:

Kein Übungsversuch ohne Zurücknahme!

Birgit G. besuchte bei mir einen Entspannungskurs. Jedoch erzählte sie mir in der folgenden Kursstunde, daß sie sich jedesmal nach dem Üben viel müder und schlapper fühlen würde, als sie vorher sowieso schon war. Auf meine Frage, wie sie denn die Übung beenden würde, antwortete sie, daß sie sich einmal ganz kurz strecken und dann schnell aufstehen würde. Daraufhin riet ich ihr, in der kommenden Woche einmal große Aufmerksamkeit auf das Zurücknehmen zu legen und dieses wirklich ausgiebigst durchzuführen. In der darauffolgenden Woche, konnte sie von keiner Müdigkeit nach dem Üben mehr berichten!

Jeder Mensch reagiert dabei anders. Hat man beispielsweise auch morgens keinerlei Probleme aufzustehen, wird einem das nach dem Üben in der Regel auch so gehen. Zählen Sie jedoch zu denjenigen, die einen niedrigen Blutdruck haben, werden Sie das Zurücknehmen sehr sorgfältig durchführen müssen. Es kann auch sein, daß dem einen oder anderen von Ihnen dieses Zurücknehmen alleine nicht ausreicht. Dann machen Sie einfach noch einige Kniebeugen, stellen Sie sich ans offene Fenster und atmen ganz tief die frische Luft ein, waschen Sie ihr Gesicht mit angenehm kühlem Wasser ab oder hüpfen ein paarmal auf der Stelle. So, bis Sie das Gefühl haben, wieder ganz wach und frisch zu sein. Sie selbst werden am besten wissen, was Ihnen dabei hilft.

Sollten Sie sich dennoch nach ausgiebigem Zurücknehmen noch müde fühlen oder haben nach dem Üben nicht so recht die Lust, diese Entspannungsphase zu beenden, kann es daran liegen, daß Ihr Körper sich sehr nach Entspannung sehnt und dringend Ruhe nötig hat. In dem Fall würde ich Ihnen empfehlen, täglich eine Übungseinheit mehr einzubauen.

Durchführung des Zurücknehmens

Das Zurücknehmen geht folgendermaßen: Nach dem Üben atmen Sie dreimal ganz tief ein und pusten, bzw. stoßen die Luft geräuschvoll wieder aus. Danach atmen Sie weiter tief ein und aus, ballen jedoch bei jedem Einatmen ganz kräftig Ihre Hände. Beim Einatmen die Hände ballen, beim Ausatmen wieder die Fäuste lösen und die Hände locker lassen. Ebenfalls dreimal. Dann ziehen Sie dreimal beim Einatmen die geballten Hände kraftvoll an die Schultern. Beim dritten Mal stoßen Sie die Hände in die Luft, senkrecht von Ihrem Körper fort und öffnen dabei schließlich Ihre Augen. Sollten Sie dann immer noch das Gefühl haben, nicht richtig wach zu sein, öffnen Sie das Fenster, lüften gut durch und atmen einige Zeit die frische, kühle Luft ein. Wenn Sie unter sehr niedrigem Blutdruck leiden, können Sie auch noch 2–3 Kniebeugen machen und sich im Stehen einmal tüchtig dehnen und recken. Vielleicht ist es Ihnen aber auch lieber, Ihr Gesicht einmal mit kühlem Wasser zu waschen oder etwas kühles Wasser über Ihre Handgelenke laufen zu lassen. Sie wissen selbst am besten, was Ihnen gut tut und Sie wieder in Schwung bringt.

Wichtig!

Einzige Ausnahme, bei der *niemals* zurückgenommen wird: Wenn Sie vor dem Einschlafen üben sollten, dürfen Sie bitte nie zurücknehmen!

Wenn Sie die Entspannungsübungen unmittelbar vor dem Einschlafen zurücknehmen, kann es durchaus passieren, daß Sie mit einem Mal wieder hellwach sind und Sie erst einmal eine ganze Weile nicht einschlafen können. Lassen Sie sich nach dem Üben am Abend einfach in den Schlaf gleiten, ohne die Übung durch das Zurücknehmen zu beenden. Drehen Sie sich einfach zum Schluß auf die Seite, um dem Körper zu zeigen, daß die Übung nun zu Ende ist, falls Sie nicht vorher schon fest eingeschlafen sind. Hierbei können Sie selbstverständlich im Bett üben, denn sonst müßten Sie noch einmal aufstehen, um sich hinzulegen.

Vorbereitung auf die Entspannungsübungen und das Autogene Training

Die Ruhetönung

Wenn Sie mit dem Üben beginnen wollen, so vergewissern Sie sich, daß Ihre Kinder versorgt sind und informieren Sie sie, daß Sie nun für eine bestimmte, vereinbarte Zeit einmal nicht gestört werden möchten. Dann gehen Sie an Ihren Übungsort, machen es sich dort in aller Ruhe erst einmal ganz gemütlich und nehmen Sie die von Ihnen gewählte Übungshaltung ein. Dann schließen Sie Ihre Augen und sagen sich zum Einstimmen auf die folgenden Übungen den Satz *„Ich bin ganz ruhig und entspannt"* einige Male in Gedanken vor. Dieser erste Satz soll Ihnen helfen, sich auf die darauffolgende Übung vorzubereiten und einzustimmen. Wenn Sie möchten, können Sie sich auch vorstellen, an einem besonders schönen, vollkommen ruhigen Ort zu sein. Vielleicht wären Sie am liebsten auf einer wunderschönen Insel in der Südsee, lägen auf einer weichen Decke im Garten oder würden gerne auf einer Wolke durch den Himmel fliegen, um sich wirklich einmal gut zu entspannen. Wichtig ist nur, daß Sie an diesem Ort viel Ruhe haben und von niemandem gestört werden können. Versuchen Sie sich währenddessen nur auf Ihren Körper zu konzentrieren und alles andere für eine Weile zu vergessen. Das wird Ihnen anfangs sicher nicht ganz leicht fallen, aber nach einiger Zeit des Übens wird es Ihnen gelingen, alle anderen Gedanken und Aufgaben für einige Zeit auszuschalten.

An dieser Stelle möchte ich Ihnen außer der Ruhetönung, die zum klassischen Autogenen Training gehört, noch ein paar andere Übungen vorstellen, die Ihnen helfen werden, sich auf das Autogene Training richtig zu konzentrieren, ohne das Ihre Gedanken ständig wie aufgeschreckte Fledermäuse in Ihrem Kopf umherflattern. Probieren Sie die aufgeführten Übungen ruhig nach und nach einmal aus. Dabei werden Sie selbst herausfinden, welche dieser Übungen sich für Sie am besten eignet und Ihnen hilft, störende Gedanken auszuschalten, um ganz offen für das Autogene Training zu sein.

Meine Gedanken – mein Körper

Wenn Sie nun als gestreßte Mutter das erste Mal die Erfahrung machen, Stille ganz bewußt zu erleben und sich dabei auf eine einzige Sache zu konzentrieren, werden Sie in der Regel wahrscheinlich feststellen, daß Ihnen das sehr schwer fällt. Um Ihnen diesbezüglich Erleichterung zu schaffen und auf einfühlsame Art zu trainieren, wie man seine Gedanken auf eine einzige Sache konzentriert, möchte ich Ihnen die folgende Übung einmal erklären. Und zwar nehmen Sie eine von Ihnen gewählte Übungsposition ein. Wenn Sie Ihre Augen geschlossen haben, gehen Sie erst einmal einen Moment in sich und überlegen, welcher Gedanke, welche Sorge oder welches Problem Sie ganz aktuell gedanklich beschäftigt. Wenn Sie sich für einen Gedanken entschieden haben, richten Sie Ihre ganze Aufmerksamkeit für ca. 30 Sek. dorthin. Denken Sie nur an diesen einen Gedanken, der Sie so beschäftigt und Ihnen keine Ruhe läßt. Nachdem die 30 Sek. um sind, gehen Sie mit Ihrer Aufmerksamkeit in Ihren Körper hinein. Spüren Sie einfach nur Ihren Körper, wie er am Boden liegt (oder sitzt, je nachdem, welche der Übungshaltungen Sie für sich ausgewählt haben). Die Hinwendung auf den eigenen Körper dauert ebenfalls ca. 30 Sek. Danach wenden Sie sich wieder Ihrem Gedanken für 30 Sek. lang zu u.s.w.

Der Übungsablauf sieht dann folgendermaßen aus:

Hinwendung zum	• Gedanken	ca. 30 Sek.
	• Körper	ca. 30 Sek.
	• Gedanken	ca. 30 Sek.
	• Körper	ca. 30 Sek.
	• Gedanken	ca. 30 Sek.
	• Körper	ca. 30 Sek.

Hinwendung zum	• Gedanken	ca. 30 Sek.
	• Körper	ca. 30 Sek.
	• Gedanken	ca. 30 Sek.
	• Körper	ca. 30 Sek.

Im Anschluß können Sie noch einen Moment die innere Ruhe und Stille genießen, oder aber Sie schließen die Übungseinheit vom Autogenen Training an. Zum Schluß bitte auch diese Übung durch kräftiges Zurücknehmen beenden!

Insgesamt sollte man zwischen dem *„störenden"* Gedanken und seinem Körper ungefähr 4–5 Mal nach jeweils 30 Sek. hin und herwechseln. Es kommt dabei aber nicht darauf an, genau die 30 Sek. einzuhalten und mitzuzählen, habe ich nun schon viermal meinen Körper gespürt oder waren es gar schon sechsmal. Vielmehr übt man sich dabei, die Konzentration zu schulen und auf eine einzige Sache zu fokusieren. Nach dieser Übung wird man feststellen, daß dieser störende Gedanke auf einmal gar nicht mehr da ist, und es scheint, als sei er verschwunden. Denn je länger man sich mit einem Gedanken auseinandersetzt und ihm Aufmerksamkeit schenkt, desto geringer wird er, und so hat man den Kopf schließlich frei, um sich ganz dem Autogenen Training zu widmen.

Ein kleiner Tip:

Sprechen Sie die Übungsanweisung hierfür auf eine Leerkassette mit den entsprechenden Pausen von jeweils 30 Sek. So können Sie sich noch intensiver Ihrem Gedanken / Körper widmen, ohne gedanklich abschätzen zu müssen, wieviel Zeit von den 30 Sek. wohl schon vergangen ist und wie oft Sie bereits zwischen dem störenden Gedanken und dem Körper gewechselt haben!

Falls Sie partout keinen Gedanken oder Problem finden sollten, das Sie im Moment stark beschäftigt, so können Sie sich auch ebensogut auf ein Geräusch konzentrieren, das Sie so stark stört, daß es Sie vom Üben ablenkt.

Nach dieser Übung kann man sofort in der gewählten Übungshaltung bleiben und mit der Ruhetönung die Übungseinheit des Autogenen Trainings einleiten. Nun werden Sie sich darauf wesentlich besser konzentrieren können!

Mein heutiger Tag

Meist erlebt man als Mutter während eines einzigen Tages eine ganze Menge. Dabei gibt es einige wenige Dinge die man sich besonders gut merkt, um Sie am Abend einem Freund, einer Freundin oder dem Lebenspartner zu berichten und viele, viele andere Dinge, die man vergißt oder nicht erwähnenswert findet. Diese Kleinigkeiten, von denen man nicht jede einzelne berichtet, wenn uns jemand nach unserem Tag fragt, verursachen beim Üben aber die „Fledermäuse" im Kopf! Denn im Unterbewußtsein beschäftigen sie uns doch und kommen zum Vorschein, wenn unser Körper zur Ruhe kommt und die Stille genießt. Deswegen möchte ich Ihnen die Übung „Mein heutiger Tag" einmal vorstellen:

Nehmen Sie eine von Ihnen gewählte Übungshaltung des Autogenen Trainings ein. Dann schließen Sie Ihre Augen und gehen mit Ihrer Aufmerksamkeit auf den frühen Morgen zurück und denken daran, wie Sie aufgewacht sind. Vielleicht hat Sie Ihr Partner geweckt, eines Ihrer Kinder ist zu Ihnen ins warme Bett geschlüpft, das Klingeln des Telefons hat Sie aus dem Schlaf hochgerissen, Sie sind einfach beim Klingeln des Weckers aufgewacht oder von der aufgehenden Sonne, die durchs Fenster geschienen hat... Anschließend sind Sie verschlafen ins Bad getrottet, wären fast über die Kleidung der Kinder gestolpert, die diese am Abend natürlich nicht wie versprochen ordentlich weggeräumt haben, darüber verärgert, huschen Sie eilig unter die Dusche, bevor die Kinder aufwachen. Nach dem Duschen stehen Sie tropfnaß da und finden kein Handtuch, weil alle in der Wäsche sind. Sie machen sich darüber Gedanken, ob Sie erst die weiße oder lieber doch erst die Buntwäsche in die Maschiene schmeißen etc. Gehen Sie von diesem Zeitpunkt an, also Stück für Stück in allen Details, und sind diese noch so klein und Ihrer Ansicht nach belanglos, Ihren persönlichen Tagesablauf durch. Überlegen Sie sich in Ruhe, was Sie alles gemacht, erlebt, gesehen und gelesen haben, ob und mit wem Sie telefonisch oder persönlich Kontakt hatten etc. Lassen Sie sich mindestens 5 bis 8 Minuten Zeit dafür, bis Sie schließlich mit Ihrem Tagesablauf zu dem Zeitpunkt gelangen, an dem Sie sich die Zeit genommen haben, um mit dieser Übung zu beginnen und es sich dazu gemütlich gemacht haben. Wenn Sie dort angelangt sind, beginnen Sie einfach mit der Entspannungsübung oder einer Phantasiereise.

Diese Übung können Sie auch dann machen, wenn Sie beispielsweise am Mittag üben. Nur weil diese Übung „Mein heutiger Tag" heißt, muß diese nicht erst am Abend durchgeführt werden. Schon an einem Vormittag erlebt man soviele Dinge, daß man diese Übung durchaus sinnvoll durchführen kann!

Mein Problem

Wenn Sie eine Entspannungsübung machen und merken, daß Sie sich nicht darauf konzentrieren können, weil ein bestimmtes Problem Sie beschäftigt, probieren Sie diese Übung einmal aus. Vielleicht hat eines Ihrer Kinder gerade Schwierigkeiten in der Schule, oder Sie denken schon eine Ewigkeit darüber nach, ob Sie Ihrem 8jährigen Sohn zum Geburtstag nun ein Kaninchen schenken oder nicht.

Wie immer nehmen Sie bereits eine von Ihnen gewählte Übungshaltung ein und schließen Ihre Augen. Nun nehmen Sie sich Zeit. Viel Zeit nur für dieses Problem und widmen diesem Ihre ganze Aufmerksamkeit. Denken Sie darüber nach, nehmen Sie es gedanklich auseinander, diskutieren Sie in Gedanken alle Wenn und Aber, bis Ihnen schließlich nichts mehr zu Ihrem Problem einfällt und Sie den Kopf frei haben, um mit dem Autogenen Training zu beginnen.

Um einmal bei meinem Beispiel von gerade zu bleiben:
Ihr 8jähriger Sohn wünschst sich von ganzen Herzen ein Kaninchen. Doch Sie als Mutter sind vollkommen hin- und hergerissen. Eigentlich ist es eine Zumutung in einer so kleinen Wohung auch noch ein Tier zu halten. Überhaupt finden Sie es nicht gut, ein Kaninchen in einem kleinen Stall zu halten. Außerdem glauben Sie, daß Ihr Sohn sich nicht regelmäßig um das Tier kümmert, es pflegt und den Stall saubermachen wird. Zudem kommen auch noch die zusätzliche Kosten für Futter und Streu, wo Ihr Mann doch immer noch arbeitslos ist. Auf der anderen Seite soll Ihr Sohn lernen, Verantwortung zu tragen und für Kinder ist es schließlich eine Bereicherung mit Tieren aufzuwachsen, diese zu beobachten, mit ihnen zu spielen und sie zu streicheln. Außerdem ist es bereits seit etlicher Zeit der größte Wunsch Ihres Sohnes und, und, und…

So diskutieren Sie in Gedanken alles endlos durch, bis Ihnen schließlich nichts mehr dazu einfällt oder Sie sogar zu einer Lösung oder Entscheidung gekommen sind.

Sie werden feststellen, wann immer Sie diese Übung anwenden, daß das Problem irgendwann nicht mehr da ist oder Ihnen wirklich rein gar nichts mehr dazu einfällt.

Ein kleiner Tip:

Wenn es kein bestimmtes Problem gibt, Ihnen aber dennoch vieles durch den Kopf geht, nehmen Sie sich eben Zeit für dieses gedankliche Durcheinander. Gehen Sie die einzelnen Sachen einfach nacheinander durch und denken darüber nach. Wenn Ihnen nichts mehr einfällt, beginnen Sie mit dem Autogenen Training.

Ein Beispiel dazu:
Sie denken darüber nach, welche Telefonate Sie gleich noch unbedingt tätigen müssen. Außerdem müssen Sie Ihrer Patentante noch eine nette Geburtstagskarte schreiben. Sie überlegen, was Sie heute Mittag mal kochen könnten: Kartoffelgratin? Brokkolisuppe? Nudeln mit Tomatensauce? Oder lieber doch Pfannkuchen, die gehen schneller. Hm, da fehlen aber noch Eier. Egal, Sie wollten eh gleich einkaufen gehen. Dann können Sie da die fehlenden Zutaten auch mitbringen. Und zum Kopierladen um die Ecke. Bloß das nicht vergessen. Sie wollten Ihrer besten Freundin dringend einige Rezeptideen kopieren …

In mir spüre ich eine Quelle

Wenn Sie eine entsprechende Übungshaltung eingenommen haben, sollten Sie einen Moment lang in sich gehen und nachspüren, ob Sie nichts mehr stört, einengt oder gar drückt. Dann schließen Sie einfach Ihre Augen und spüren einen Moment lang den Boden unter sich …

Dann beginnen Sie mit folgender Übung:
Stell dir mal vor, du spürst in dir, ganz tief in dir eine kleine Quelle … Diese Quelle ist etwas ganz Besonderes … Sie kann dir helfen all deine Probleme und Sorgen zu nehmen … Die Quelle kann noch mehr, sie kann deinen Körper auch von aller Anspannung und allen Schmerzen befreien … Stelle dir in Gedanken diese heilsame Quelle vor, wie sie aussieht … An welcher Stelle deines Körpers sie entspringt … Und betrachte das klare, reine Wasser, das alles aus deinem Körper hinauswäscht, was dort nicht sein soll … Nun beginne das fließende Wasser der Quelle durch deinen Körper wandern zu lassen … Schicke es als erstes in deinen Kopf, damit es alle Sorgen und Ängste, die du im Moment vielleicht hast, mit sich fortwaschen kann … Spüre, wie das klare, reine Wasser deiner Quelle durch deinen Hals hindurchrinnt und zu den Schultern strömt … All die schwere Last, die auf deinen Schultern sitzt, wäscht die Quelle mit sich fort … Laß das Wasser deiner Quelle auch durch deine Arme hinunterlaufen … Bis in

die Hände und deine Fingerspitzen hinein... Nun durchspült das reine Wasser deiner Quelle deinen Brustkorb, befreit deine Bronchien und wäscht schließlich deinen ganzen Bauch aus... Alles was dir schwer im Magen liegt, fließt mit dem Wasser fort, weit fort... Nun schicke das Wasser noch in deine beiden Beine hinunter... Denn auch dort soll alles verschwinden, was dir Schmerzen bereitet oder angespannt ist...

Überlege einen Moment lang, ob an irgendeiner Stelle im Körper etwas sitzt, was nicht mehr in dir sein soll... Dann lasse das Wasser deiner Quelle genau an diese Stelle laufen, bis auch dort alles vollkommen reingewaschen ist...

Wenn dich nun nichts mehr stört und dich vom Üben ablenkt, beginne mit der eigentlichen Entspannungsübung...

Wie gewohnt bleiben Sie einfach in der Übungshaltung und lassen Ihre Augen die ganze Zeit über geschlossen. Nach dieser Übung fangen Sie dann einfach mit einer Entspannungsübung, dem Autogenen Training oder einer Phantasiereise an.

Wenn Sie während des Tages, beispielsweise im Büro oder in der Küche, in einer kurzen Pause, nach einem stressigen Großeinkauf, nach dem Hausputz, Bügeln oder auf dem Kinderspielplatz dringend Entspannung nötig haben, Ihnen aber keine Zeit bleibt, beispielsweise Autogenes Training mit allen der sechs Grundübungen anzuwenden, können Sie auch diese Übung problemlos durchführen. Stellen Sie sich wieder Ihre Quelle vor, die langsam und gemächlich durch Ihren angespannten Körper hindurchfließt und alles mit sich fortnimmt, was dort nicht mehr sein soll. Danach werden Sie sich wieder wesentlich aufmerksamer, konzentrierter und erholter fühlen. Zum Schluß sollten Sie aber auch bei dieser kleinen Übung nicht vergessen, sich ausgiebig zu recken und zu strecken, um alle Kräfte wieder zu mobilisieren! Kurzes Recken, Strecken, Dehnen sowie einige tiefe Atemzüge können gerade bei Tätigkeiten am Computer oder in einem Büro ungemein befreiend wirken und Ihnen auch so etwas neue Kraft schenken. Probieren Sie es ruhig einmal aus!

Mein Atem fließt...

Wenn Sie eine Entspannungsübung machen möchten, während Sie bereits die richtige Übungshaltung eingenommen haben, aber feststellen, daß Sie sich innerlich zappelig und sehr unruhig fühlen, möchte ich Ihnen zu dieser Übung raten, die Sie einfach vor die Übung schieben, um zur gewünschten Ruhe zu gelangen. Stellen Sie sich dazu einfach die folgende Übungsanweisung in Gedanken vor oder sprechen Sie sich den Text (wenn es Ihnen lieber ist auch mit Ihren eigenen Worten) mit ganz ruhiger Stimme und ausreichend Pausen zwischen den einzelnen Sätzen, auf eine Leerkassette:

Richte deine ganze Aufmerksamkeit einmal auf deine Nase... Spüre dabei deine Nasenlöcher und nimm den Weg wahr, den dein Atem macht... Er fließt ganz ruhig und regelmäßig durch deine Nasenlöcher ein... Den Nasengang hinauf... Strömt durch Rachen und deinen Hals... Bis in deine beiden Lungen... Denselben Weg strömt dein Atem schließlich wieder nach draußen... Ganz ruhig fließt dein Atem in dir... Spüre deinen Atemrhythmus und lasse dich von ihm tragen...

(je nach individueller Vorliebe, sollten Sie sich ca. 1–3 Minuten Zeit geben, damit ihr Atem eine beruhigende Wirkung auf Sie überträgt)

Nun lenke deine Aufmerksamkeit auf deinen Körper und beginne mit der eigentlichen Entspannungsübung...

Ein kleiner See der Kraft tief in meiner Mitte...

Es gibt im Leben und ganz besonders im Alltag einer Mutter immer wieder Momente, in denen man sich vollkommen ausgelaugt fühlt und denkt, alle Kraft hat einen verlassen. Dann fühlt man sich müde, matt und lustlos und hat das Gefühl keinen einzigen Schritt mehr vorwärts gehen zu können.

Auch ich habe gerade eine ähnliche Phase hinter mir. Eine meiner Töchter bekam Fieber. Es stellte sich heraus es sei das Drei-Tage-Fieber. Alles halb so schlimm. Doch bei Zwillingen ist das „Schöne" nun einmal, daß man in der Regel alles im Doppelpack bekommt. So entschloß sich also kurzerhand auch meine andere Tochter, es ihrer Schwester gleichzutun und erkrankte ebenfalls am Drei-Tage-Fieber. Kaum waren die Symptome abgeklungen, meldete sich mein Mann mit einem schweren grippalen Infekt. Die Kinder konnten meinen Mann wohl nicht alleine leiden sehen und bekamen zwei Tage darauf wieder einmal einen fiebrigen Infekt mit Hautauschlag. Hinzu kam ein bellender Husten und eine ständig laufende Nase. Natürlich ebenfalls im Doppelpack! Als nächstes ohne Pause war nun wieder mein Mann an der Reihe mit einer Blinddarmreizung aus der schließlich eine Magen-Darm-Grippe wurde, die sich später als recht hartnäckig herausstellen sollte. Meine beiden Töchter, mittlerweile vollkommen geschwächt von den ganzen Krankheiten, machten nun auch ihre erste Magen-Darm-Grippe ihres Lebens durch. Ich lief nur Trepp auf und wieder ab, schmiß eine Maschine Wäsche nach der nächsten an und hatte auch noch ein 3tägiges Wochenendseminar für PädagogInnen, was gut vorbereitet werden wollte. Dies dann doch noch erfolgreich hinter mir lassend, mußte mein Weisheitszahn zu allem Übel gezogen werden. Und weil dies noch längst nicht ausreicht für eine Mutter, die sich bisher noch recht wacker und gesund (man höre und staune!) geschlagen hatte, überfiel mich nun endlich der Magen-Darm-Infekt …

Ich könnte diese schreckliche Geschichte noch etwas ausdehnen, denn sie dauerte tatsächlich noch eine ganze Weile so an. Aber dies wäre dann doch zuviel. Anhand dieses Beispieles wollte ich Ihnen als Leserinnen klar machen, daß auch ich mich nicht frei von Streß machen kann und es auch mir immer wieder passiert, daß ich einfach vollkommen erschöpft bin.

In einer solchen oder ähnlichen Situation, wie Sie sicherlich selber kennen und auch erlebt haben, wissen viele Mütter oft keinen Ausweg mehr. Ich möchte Ihnen an dieser Stelle deshalb einen schönen Ausweg zeigen, der Ihnen als Mutter und Ihrem angespannten, ausgepowerten Körper wieder zu neuer Kraft und frischem Tatendrang verhelfen wird. Zudem kann man diese Übung auch unabhängig von einer Entspannungsmethode durchführen oder wie die anderen Übungen, die Sie in diesem Kapitel bereits kennengelernt haben, einfach vor einer Entspannungsübung anwenden!

Nehmen Sie eine der für Sie am bequemsten Übungshaltungen ein und machen Sie es sich nach Herzenslust bequem. Wenn Sie möchten können Sie sich während des Übens mit einer weichen, warmen Decke zudecken. Wenn Sie nichts mehr stört und Sie sich rundherum wohlfühlen, schließen Sie einfach Ihre Augen und stellen sich folgendes in Gedanken vor:

Stell dir einmal vor, es gibt tief in dir, genau in deiner Mitte einen kleinen See... Dieser kleine See ist etwas ganz besonderes... Ganz viel Kraft und Mut liegt in ihm verborgen... Und alle Kraft, die der kleine See tief in deiner Mitte in sich birgt, gehört dir ganz allein... Jedesmal wenn du dich schlapp und ausgelaugt fühlst, kannst du in Gedanken zu deinem kleinen See der Kraft wandern und neue Energien und Kraftreserven aus ihm schöpfen... Du kannst dir soviel Kraft aus dem kleinen See nehmen, wie du gerade brauchst... Doch nun mache dich auf den Weg zu deinem kleinen See... Spüre dazu deine Mitte... Wenn du mit deiner Aufmerksamkeit ganz bei deiner Mitte und dem kleinen See der Kraft bist, der sich wohlbehütet dort befindet, laß deinen Atem dort hin fließen... Schicke deinen Atem bis tief in deine Mitte, an die Stelle des Sees... Mit jedem Atemzug kannst du nun deinen See der Kraft größer werden lassen... Lasse deinen See der Kraft größer und immer größer werden... Bis er schließlich so groß ist, daß du genug neue Kraft aus ihm schöpfen kannst...

(ca. 30–60 Sek. Pause, bis der See die gewünschte Größe hat)

Wenn dein See nun die richtige Größe erreicht hat, schöpfe soviel Kraft und neue Energie aus ihm, wie du nur brauchst... Laß dir Zeit dabei und spüre, wie nun neue Kraft und viel Energie in deinen Körper hineinfließt und sich im ganzen Körper verteilt...

Nun fühlst du dich wieder voller Kraft und munter... Lasse deine Augen geschlossen und beginnen mit dem Autogenen Training...

Noch einige Tips zum Schluß

Wenn Ihnen keine der hier aufgeführten Übungen dabei helfen kann, Ihre Gedanken beim Üben in den Griff zu bekommen und sich ausschließlich mit den Entspannungsübungen zu beschäftigen, möchte ich Ihnen sagen, daß es auch geübten Personen immer mal wieder passiert, daß man übt und mit seinen Gedanken auf einmal völlig woanders ist. Wir leben nun einmal in einer Gesellschaft, die sehr auf Leistung bedacht ist und jeglichem Druck und Streß kann sich wohl niemand entziehen. Wir können nur versuchen Wege zu finden, die uns einen gesunden Ausgleich bieten und uns helfen gezielt abzuschalten, um neue Kraft und Energien zu sammeln!

Sollten Sie also während des Übens feststellen, daß Sie gerade mit Ihren Gedanken ganz woanders waren, und nicht mehr wissen, an welcher Stelle der Entspannungsübung oder Phantasiereise Sie soeben waren, schieben Sie die Ruhetönung ein und machen Sie einfach an der Stelle weiter, die Ihnen in Erinnerung geblieben ist. Die Ruhetönung „Ich bin ganz ruhig und entspannt" dient Ihnen auf diese Weise als Kontrollmechanismus und hilft Ihnen somit wieder zu der Übungen zurückzufinden.

Wenn Ihnen dabei dennoch permanent Ihre Gedanken im Kopf herumschwirren hilft es Ihnen vielleicht weiter, Ihre störenden Gedanken in kleine Päckchen zu packen und diese zu verschicken. Das heißt, Sie bleiben in Ihrer Übungshaltung und stellen sich in Gedanken einfach vor, daß vor Ihnen zahlreiche leere Päckchen und Pakete in allen nur erdenklichen Größen liegen. Nun nehmen Sie einen störenden Gedanken nach dem nächsten, suchen ein Päckchen oder Paket in der richtigen Größe aus und verpacken nun den Gedanken darin. Zum Schluß werden die Päckchen gut verschnürt und verschickt. Eins nach dem anderen, bis Sie schließlich auf diese Weise all die Gedanken losgeworden sind, die Sie im Moment sehr beschäftigt und vom Üben abgelenkt haben.

Oder aber es gefällt Ihnen folgende Idee besser: Sie setzen einen störenden Gedanken nach dem anderen auf kleine Wolken und schicken diese gen Himmel. Vielleicht ist es Ihnen auch lieber, die Haustür aufzumachen und alle Gedanken „rauszuschmeißen". Wie bei einem richtigen Hausputz oder Rundumschlag. Alle störenden Gedanken fliegen einfach raus! Schließen Sie die Tür danach gedanklich gut und schließen Sie ab, wenn es Sie beruhigt! Dann können Sie fast sicher sein, daß Sie Ihre Gedanken wenigstens für eine Weile los geworden sind.

Ein anderer Rat, der schon vielen Müttern oder Hausfrauen geholfen hat, die sich viele Dinge merken müssen und ständig etwas anderes erledigen müssen, ist folgender: Beim Üben kreisen Ihnen die Gedanken im Kopf herum, *was* Sie anschließend alles noch dringend erledigen müssen und auf gar keinen Fall vergessen dürfen!

Mein Tip: Legen Sie beim Üben neben sich einen Zettel, Block und einen Stift. So haben Sie jederzeit die Möglichkeit, aus der Übung zurückzukommen und all das aufzuschreiben, was Ihnen so dringend erscheint und auf keinen Fall vergessen werden darf. Bei 99 % der Fälle verschwinden dann diese Art störenden Gedanken, weil man weiß, daß man jederzeit aufhören und sich Notizen machen könnte. Das wirkt beruhigend auf die Psyche und läßt die Gedanken rasch verschwinden. Oder aber Sie notieren vor dem Üben tatsächlich alles Wichtige und legen dennoch Block und Stift beim Üben neben sich, wenn Sie diese Möglichkeit mehr anspricht.

Noch eine Kleinigkeit: Ich möchte durch diese Übung nicht, daß Sie Probleme, Sorgen oder dergleichen verdrängen und in alle Ewigkeit verbannen. Das wäre sicherlich der falsche Weg. Vielmehr möchte ich Ihnen verschiedene Wege und Möglichkeiten aufzeigen, wie Sie sich diesen Dingen stellen und richtig mit ihnen umgehen können. Dabei sollten Sie wissen, daß es zwei unterschiedliche Arten des Loslassens gibt. Zum einen kann man etwas so „loslassen“, daß es für immer fort ist und man es nicht wiederholen kann. Zum anderen kann man Dinge so loslassen, daß sie jederzeit wieder greifbar sind:

Stellen Sie sich einmal vor, Sie halten in Ihrer Handinnenfläche ein schönes Glas. Wenn Sie Ihre Handinnenfläche in Richtung Boden halten und die Hand dann öffnen, fällt das Glas zu Boden, ist es nicht mehr greifbar und aller Wahrscheinlichkeit nach kaputt. Halten Sie Ihre Handinnenfläche aber nach oben und öffnen dann Ihre Hand, bleibt das Glas in Ihrer Hand liegen, ohne daß es zerstört wird, und ist außerdem jederzeit wieder greifbar.

Das ist die Art von Loslassen, die ich Ihnen zeigen und Ihnen mit gutem Gewissen für Ihr Leben weiterempfehlen möchte. Sie sollen durch das Autogene Training und die aufgeführten Entspannungsübungen nichts verdrängen und ins Unterbewußtsein abschieben. Vielmehr sollen Sie sich mit diesen Dingen, Sorgen, Problemen und Ängsten auseinandersetzen und längerfristig gesehen erlernen, mit diesen richtig umzugehen und im Endeffekt mit ihnen fertig zu werden, ohne daß diese Sie fertig machen!

Auf diesem Weg wünsche ich allen Leserinnen viel Erfolg!

Das Autogene Training

Das Autogene Training ist eine Methode der konzentrativen Selbstentspannung und Streßbewältigung. Entwickelt wurde diese Methode von dem seinerzeit sehr bekannten und geschätzten Berliner Nervenarzt Prof. Dr. Johannes Heinrich Schultz, vor mehr als 80 Jahren. Schultz kannte sich gut aus mit Meditation und behandelte seine Patienten u. a. durch Hypnose. Wenn diese aus der Hypnose schließlich erwachten, konnten sie von einem angenehmen Schweregefühl in den Gliedmaßen berichten, strömender Wärme im gesamten Körper sowie einer körperlichen Frische und seelischen Ausgeglichenheit. Dieses Wissen machte sich Schultz zum Nutzen, als er die damals vollkommen neue Entspannungsmethode, das Autogene Training entwickelte.

Das Autogene Training besteht aus insgesamt sechs verschiedenen Grundübungen, die durch Hinwendung und Konzentration positiv auf unseren Körper und somit unser Immunsystem wirken. Die Übungen beeinflussen dadurch unser vegetatives Nervensystem. Die meisten Vorgänge unseres Körpers werden von diesem gesteuert wie beispielsweise Blutdruck, Kreislauf, Atmung, der Herzschlag und die Regelung andere Organfunktionen. Das vegetative Nervensystem teilt sich in zwei verschiedene Teilsysteme, die vollkommen entgegengesetzt wirken: Zum einen gibt es den Sympathikus, der die Grundlage und Voraussetzung schafft für jede Art von körperlicher Anspannung und Leistung, die unser Körper täglich erbringen muß. In diesem Fall wird der Herzschlag dementsprechend beschleunigt, die Muskeln stark durchblutet, wir atmen schneller und häufiger und sind in der Lage rasch zu reagieren. Allerdings werden durch die Aktivität des Sympathikus andere lebenswichtige Vorgänge wie beispielsweise der Stoffwechsel gehemmt, unsere Haut und Organe werden wesentlich schlechter durchblutet. Für diese Vorgänge ist der Parasympathikus zuständig. Dieser sorgt nach einer Phase körperliche Anstrengung und Anspannung für die nötige Ruhe und Entspannung. Das Herz muß nicht mehr so viel und schnell das Blut in die Blutgefäße pumpen und somit verlangsamt sich auch unser Atem. Eingeweide und Haut können wieder verstärkt durchblutet werden.

Im Idealfall wechseln sich Sympathikus und Parasympathikus in ausgewogenem Verhältnis ab. Denn ein gewisses Maß an Anspannung ist für einen gesunden Menschen wichtig. Voraussetzung ist aber die anschließend folgende Entspannung, die durch die Aktivität des Parasympathikus für den gewünschten Ausgleich sorgt. Zunehmender Alltagsstreß stört Gleichgewicht und sorgt für eine verstärkte Aktivität des Sympathikus, was bei den Menschen für einen sehr hohen Muskeltonus und somit zu einer starken körperlichen Verspannung führt, die bei permanenter Belastung sich nicht mehr von alleine lösen kann.

Eine meiner ehemaligen Kursteilnehmerinnen hatte so starke Verspannungen, daß sie sich in ärztliche Behandlung geben mußte. Dort bekam sie erst einmal krampflösende Mittel gespritzt, weil sie sich vor lauter Schmerzen nicht mehr bewegen konnte. Durch die Übungen des Autogenen Trainings hat diese Kursteilnehmerin schließlich gelernt, ihren Körper und bestimmte Muskelpartien so gezielt zu entspannen, daß sie im weiteren auf Medikamente verzichten konnte.

Bei dieser Entspannungsmethode ist es dem Übenden selbst möglich, durch Hinwendung und Konzentration auf den eigenen Körper, einen Zustand der völligen und tiefen Entspannung zu erzeugen. Es wird ihm so beim regelmäßigen Üben gelingen, den Körper auf die jeweiligen Entspannungsformeln zu codieren. Dies bedeutet, daß der Körper nach einigen Wochen des Übens gelernt hat, wie er auf die jeweiligen Formeln reagieren soll, da diese abrufbereit geworden sind. Zu dem Zeitpunkt kann man dazu übergehen, die Übungsformeln entsprechend zu verkürzen. Da Autogenes Training im Gegensatz zur Meditation oder anderen Entspannungstechniken eine Kurzentspannung ist, hat der Übende die

Möglichkeit, das Autogene Training an jedem Ort und in jeder Situation schnell und ohne großen Aufwand anwenden zu können. Beispielsweise in der Pause, vor einem Vorstellungsgespräch, auf dem Weg zur Arbeit, in Bus und Bahn etc.

Ein Kursteilnehmer, der beruflich im Außendienst tätig war und mit seinem Wagen täglich von einem Kunden zum nächsten fuhr, hatte anfangs Schwierigkeiten, Autogenes Training täglich anzuwenden, einen passenden Ort zu finden und das Üben nicht zu vergessen, weil er keinen geregelten Tagesablauf hatte. So hat er sich einfach nach einem Kundenbesuch mit seinem Auto einen schönen Rastplatz oder einen nahgelegenen Wald gesucht und hat im Auto fünf Minuten geübt. Anschließend war er vollkommen entspannt und konnte ganz frisch, aufmerksam und konzentriert zum nächsten Kunden fahren.

Ebenso eine Mutter, die mit dem Bus nach Hause fuhr, wo bereits ihre drei Kinder auf sie warteten. Dort war es dann zum Üben einfach zu hektisch und zu laut. So nutzte sie die Rückfahrt im Bus, um dort durch Autogenes Training wieder zu neuen Kräften zu kommen und richtig abzuschalten.

Als Mutter kann man Autogenes Training beispielsweise gut am Morgen direkt nach dem Aufstehen üben. Als ich noch in einem Kindergarten gearbeitet habe und meist um 7.00 anfangen mußte, hat mir diese tiefe Entspannungsphase einen guten Einstieg in den Tag gebracht. Denn ich bin eher ein Morgenmuffel und brauche einfach noch etwas Zeit für mich, um richtig wach zu werden. Für all diejenigen, die am Morgen üben, weil sie ebenfalls richtige Morgenmuffel sind, möchte ich an dieser Stelle noch sagen, daß man doch vorher erst ins Bad gehen sollte, um sich zu waschen. Denn wenn man unmittelbar nach dem Aufwachen übt, kann es schnell passieren, daß man wieder einschläft!

Haben Sie als Mutter das Glück, daß Ihre Kinder bereits in den Kindergarten oder die Schule gehen, sollten Sie die „sturmfreie Bude" nutzen, um es sich in aller Ruhe zum Entspannen gemütlich zu machen. Oder aber Sie nutzen die Zeit, wenn die Kinder mittags schlafen oder Ihr Partner nach Hause kommt. Bei Kindern ab drei Jahren kann man aber als Mutter auch die Vereinbahrung treffen, daß für 10–15 Minuten Ruhe ist und man sich zum Üben zurückzieht, ohne daß die Kinder stören. Kinder in diesem Altern sollten Verständnis dafür haben, daß auch die Mutter einmal einen Moment lang Ruhe braucht. In diesem Fall sollten Sie die Kinder aber miteinbeziehen bzw. ihnen erklären, warum Sie nicht gestört werden möchten. Vielleicht haben die Kinder ja Lust dazu, einmal eine der Übungen mitzumachen. Auch Kinder brauchen Entspannung, und zudem können sie auf diese Weise besser nachvollziehen, weswegen Sie nicht gestört werden möchten.

Das Autogene Training gilt als Gesundheitsprophylaxe, da Körper und Seele stets in Wechselwirkung stehen. Das heißt: Ist man krank, so fühlt man sich oft auch psychisch matt und niedergeschlagen. Auf der anderen Seite heißt es aber auch: Wenn man Probleme hat und unter Streß leidet, ist der Körper anfälliger für Krankheiten. Autogenes Training hilft dabei, Körper und Seele in Einklang zu bringen und somit Krankheiten vorzubeugen. Allergien, Kopfschmerzen, Schlafstörungen, Nervosität, Angstzustände, Magen-Darm-Beschwerden u.v.m. können durch das Autogene Training gelindert oder zum Teil auch ganz geheilt werden, vorausgesetzt man wendet die Übungen *regelmäßig* an.

Außerdem stellt das Autogene Training eine wertvolle Hilfe dar, seinen Körper intensiv und bewußt wahrzunehmen, sowie den Körper zu seinem inneren Ruhepol zurückzuführen.

Neue Wege des Autogenen Trainings

Warum gerade das Autogene Training als Entspannungsmethode, wo es doch schon so viele Bücher, Kurse und Informationen gerade zu dieser Entspannungsmethode gibt? Sicherlich ist dies eine berechtigte Frage. Dennoch bin ich der Meinung, daß in den meisten Büchern und auch Kursen neue Ansichten sowie praxisbezogenere Beispiele und Ansätze fehlen und diese kaum durch weitere Ideen aufgelockert werden. Das kommt daher, weil die Bücher und Kurse leider in der Regel sehr streng nach den Vorgaben von Prof. Schultz, der seinerzeit diese Methode der Kurzentspannung entwickelte, vorgehen und wenig Wert auf einfühlsame Tips und Übungen gelegt wird, die das Erlernen der einzelnen Übungen erleichtern und schmackhaft machen. Denn es gibt viele Menschen, meistens sind Frauen davon betroffen, die Scheu davor haben, diese Entspannungsmethode zu erlernen, weil beispielsweise eine Bekannte aus Unwissenheit oder schlechten Erfahrungen davon abgeraten hat. Das kommt zum Teil daher, weil Autogenes Training häufig in viel zu großen Gruppen vermittelt wird.

Für Kinder beispielsweise gibt es viele Bücher mit ausgefallenen Ideen, wunderschönen Phantasiereisen, die die Übungen des Autogenen Trainings enthalten und somit Neugier wecken und Lust machen, sich intensiver damit auseinanderzusetzen.

Da ich bereits ein Buch zum Autogenen Training für Kinder geschrieben habe, und sich viele meiner erwachsenen Teilnehmerinnen dafür interessieren, gebe ich dieses Buch immer gerne auch interessierten Müttern an die Hand. Viele von ihnen haben bereits mit Hilfe dieses Buches diese Entspannungsmethode erlernt. Da die Übungen dieses Buches jedoch sehr auf jüngere Kinder zugeschnitten sind, möchte ich nun die Ideen, Übungen und Phantasiereisen aufschreiben, die ich mit großem Erfolg in meinen Erwachsenenkursen durchführe. Denn diese Übungen gestalten das Autogene Training interessanter, zeigen neue Wege auf, diese Entspannungsmethode erfolgreich zu erlernen und laden ein, in das unendlich weite Land der Phantasie, das Ihnen die wunderbare Möglichkeit gibt, für eine Weile lang dem hektischen, stressigen Alltag zu entfliehen, um dort neue Kraft und Energien zu sammeln.

Achtung – wichtige Information zum Erlernen des Autogenen Trainings:

Erlernen Sie bitte die sechs Grundübungen in der hier aufgeführten Reihenfolge, da sich diese Übungen untereinander nicht beliebig austauschen lassen. Lediglich die Atem- und Herzübung kann man untereinander austauschen. Siehe auch Hinweise auf Seite 75!

Beginnen Sie zuerst mit dem Erlernen der Ruhetönung und anschließend mit der ersten Grundübung, der Schwere. Lassen Sie sich und Ihrem Körper beim Erlernen der Übung ausreichend Zeit! Denn das Autogene Training soll Ihnen ja schließlich dabei helfen, sich gezielt zu entspannen und nicht zusätzlichen Streß verursachen! Als Faustregel gilt, daß man sich pro Übung mindestens eine ganze Woche Zeit lassen sollte, bevor man zu der nächsten übergeht. Vor allen Dingen dann, wenn Sie diese Entspannungsmethode nur anhand dieses Buches erlernen, ohne einen Kurs belegt zu haben. Wenn Sie das Gefühl haben, daß Ihr Körper auf die erlernte Übung reagiert, und Sie einen Erfolg spüren, so nehmen Sie sich einfach die nächste Übung vor. Manchmal kann es auch vorkommen, daß Sie zum Erlernen einer Übung viel Zeit benötigen. Von daher kann man schlecht pauschal darüber urteilen. Vertrauen Sie in diesem Fall ganz auf ihr persönliches Gefühl. Wenn Sie den Eindruck haben, daß sich auch nach ca. 14 Tagen immer noch keinerlei Erfolg und Wirkung zeigt, überprüfen Sie einmal folgende Dinge: Ihre Übungshaltung, das Zurücknehmen, den Zeitpunkt, an dem Sie üben, kann es daran liegen, daß Sie mal eben zwischen *Tür und Angel* einen Übungsversuch starten wollten oder stimmt etwas mit Ihrem Übungsort nicht? Ist dieser zu unruhig, verbinden Sie ihn mit Hektik, oder liegt es daran, daß Sie es sich nicht behaglich genug gemacht haben? Es gibt viele Dinge, an denen es liegen kann, wenn ein Erfolg ausbleibt. Aber werfen Sie die Flinte nicht so schnell ins Korn. Als Mutter versuchen Sie Ihre Kinder schließlich auch zu motivieren, wenn ihnen nicht im ersten Anlauf etwas glückt, oder?

Bestimmt werden Sie beim Erlernen vom Autogenen Training feststellen, daß Ihnen die eine Übung außerordentlich leicht fällt, sie aber für die eine andere wesentlich länger benötigen, bis Sie eine Wirkung im Körper spüren. Gönnen Sie sich ruhig die Zeit, die Sie dazu brauchen und genießen Sie dabei einfach den Moment, den Sie sich für sich alleine genehmigen und schöpfen Sie die Kraft aus der Ruhe und Stille während der einzelnen Übungsphasen. Es kommt nämlich nicht darauf an, alles sofort perfekt umzusetzen und innerhalb von 14 Tagen diese Entspannungsmethode zu erlernen! Lassen Sie die Zeit für sich arbeiten. Denn die

Probleme des Alltags waren auch nicht von heute auf morgen da. Es kommt immer mehr dazu, und irgendwann kommt man als Mutter an einen Punkt, an dem einem alles zuviel wird und man einfach nicht mehr kann. Und mit Hilfe dieser Entspannungsmethode können Sie als Übende nun langsam und in gemütlichem Tempo versuchen, all diese Dinge Stück für Stück von dem riesigen Problemberg abzuarbeiten.

Sie können mit Hilfe dieses Buches Entspannungsübungen und das Autogene Training im Alleingang erlernen. Dennoch kann ich aus meiner langjährigen Erfahrung als Kursleiterin sagen, daß es eine wunderschöne, bereichernde Erfahrung ist, einen Kurs dazu zu besuchen. Denn die zahlreichen Gespräche mit den anderen TeilnehmerInnen, die Ratschläge, Hilfen des Kursleiters sowie den Erfahrungsaustausch untereinander kann kein noch so gut ausgearbeitetes Buch dieser Welt ersetzten!

Jedoch möchte ich Ihnen einiges mit auf den Weg geben, was Ihnen bei der Wahl eines Kurses hilfreich sein wird:

- Eine Gruppe in einem Erwachsenen Grundkurs zum Autogenen Training sollte meiner Ansicht nach nicht größer als 6 bis max. 8 Personen sein. Je kleiner die Gruppe ist, desto mehr Zeit bleibt für Gespräche und Austauschrunden nach den Übungseinheiten. Außerdem kann der Kursleiter nur in Kleingruppen ganz gezielt auf jeden einzelnen Teilnehmer eingehen und ihn individuell unterstützen und Tips geben!

- Erkundigen Sie sich nach der Ausbildung des Kursleiters. Manche Institutionen bieten einen solchen Ausbildungsgang per Fernlehrgang oder Schnellkurs an. Die Seriosität einer solchen Ausbildung scheint mir in einigen Fällen recht fragwürdig!

- Fragen Sie in Ihrem Freundes- und Bekanntenkreis, wer bereits einen solchen Kurs besucht hat und gute Erfahrungen gemacht hat. Vielleicht kann Ihnen Ihr Hausarzt auch einen qualifizierten, guten Entspannungspädagogen / Kursleiter nennen, der in Ihrer Nähe AT-Kurse anbietet. Vielleicht gibt es auch spezielle

Kursangebote in Frauengruppen oder für gestreßte Mütter, in denen außer der Entspannungsmethode auch noch Tips und Ratschläge für den Alltag als Mutter ausgetauscht und besprochen werden.

- Ein Grundkurs im Autogenen Training sollte mindestens 6 × 90 Minuten umfassen. So wird in jeder Kursstunde eine Übung dazugelernt, und man hat ausreichend Zeit, um sich über das Üben zu Hause und aufgetretene Schwierigkeiten während der Kurszeit etc. zu unterhalten. Außerdem bleibt dem Kursleiter Zeit, um hin und wieder eine Phantasiereise anzubieten, einen meditativen Tanz oder Informationen zu geeigneter Literatur, den Gebrauch von Aromaölen, meditativer Musik und anderen Dingen, die die TeilnehmerInnen diesbezüglich interessieren und die die Wirkung von Autogenem Training zusätzlich positiv und äußerst hilfreich unterstützen!

Meine Wiese...

Eine Phantasiereise als Einführung in das Autogene Training

Bitte nehmen Sie die richtige Übungshaltung im Liegen ein, und machen Sie es sich für diese Phantasiereise richtig bequem. Wenn Sie mögen, können Sie Ihren Kopf auf ein Kissen legen und sich in eine Decke kuscheln. Schließen Sie dann Ihre Augen und hören in sich hinein, ob Sie sich völlig wohlfühlen. Wenn dies der Fall ist, stellen Sie sich in Gedanken folgendes vor (oder sprechen Sie sich selbst die Übungsanweisung, wie schon im letzten Kapitel bei den einzelnen Übungen angeregt, auf eine Leerkassette):

Stell dir einmal vor, du machst einen wunderschönen Spaziergang durch den Wald... Es ist es heller, freundlicher Tag... Die Sonne schickt ihre warmen, hellen Strahlen zu dir hinunter... Der Himmel über dir ist strahlend blau... Du genießt die Ruhe und Stille hier und kannst dich so von deinem anstrengenden Tag (oder Vormittag) erholen... Während du den Weg mit gemütlichen Schritten entlang gehst, hörst du das leise Zwitschern der Vögel... Unter deinen Füßen spürst du den Waldboden... Du kannst dabei das leise Rascheln der Blätter hören... Und du riechst die wunderbar frische Luft hier im Wald...

Schließlich endet der Weg auf dem du gegangen bist, und vor dir siehst du eine wunderschöne Wiese... Es ist die allerschönste Wiese, die du jemals in deinem Leben gesehen hast... Es ist die Wiese des Autogenen Trainings, die dich neugierig macht, von der du schon viel gehört hast, die dir aber noch nicht richtig vertraut ist... Du entschließt dich die Wiese des Autogenen Trainings zu betreten und spürst sogleich ihre wohltuende Wirkung ... Die Blumen, die hier wachsen verströmen einen herrlichen Duft, der ganz entspannend auf dich wirkt... Wenn du magst, kannst du diese Wiese nun von Mal zu Mal besser kennenlernen und erforschen... Mit jeder neuen Übung, die du erlernst, ergründest du die Wiese des Autogenen Trainings mehr und mehr ... Dabei wirst du spüren, wieviel diese Wiese dir an neuer Kraft geben kann, wie entspannend und wohltuend sie auf deinen Körper und die Seele wirkt... Es liegt allein an dir, wieweit du diese Wiese entdeckst und wie sie dein Leben bereichern wird... Wenn du Lust hast, kannst du dich noch einen Moment lang auf der Wiese umsehen, dich ins warme, weiche Gras legen oder einfach ihre Wirkung genießen... (mindest. 2–3 Minuten)

Nun ist es langsam wieder an der Zeit, die Wiese des Autogenen Trainings für heute zu verlassen... Wenn du magst, kannst du zu jeder Zeit wieder hierhin zurückkehren, um neue Kraft zu sammeln oder einfach um die Ruhe und Stille zu genießen, die von dieser ganz besonderen Wiese ausgeht... Doch gehe behutsam mit dieser Wiese um, denn nur dann wird Sie dich zum Ziel bringen und dir dabei helfen, die gewünschte Entspannung zu erreichen... Alles Gute auf deinem Weg auf der Wiese des Autogenen Trainings...

Doch nun atme einige Male tief ein und aus... Balle deine Hände zu festen Fäusten... Recke und strecke dich, bis du dich wieder voller Kraft und Energie fühlst... Dann öffne deine Augen und kehre mit deiner Aufmerksamkeit zurück in diesen Raum...

Machen Sie diese Phantasiereise ruhig bevor Sie richtig mit dem Autogenen Training und den einzelnen Übungen beginnen. Vielleicht hilft Ihnen das, Ihre innere Einstellung zu dieser Entspannungsmethode zu überprüfen und evtl. bestehende Zweifel diesbezüglich aus dem Weg zu räumen. Auch während Sie die sechs Grundübungen erlernen, sollten Sie hin und wieder Ihre Motivation überprüfen, wenn Sie merken, daß es mit dem gewünschten Erfolg noch nicht so klappt oder Sie aus welchen Gründen auch immer nicht vorankommen. Denn Sie werden diese Entspannungsmethode nur erlernen können, wenn Sie innerlich auch bereit dazu sind und offen an die Übungen herangehen. Dazu gehört auch, sich von einigen Alltagsgewohnheiten zu lösen, die Ihnen keinen Platz zur Ruhe und Entspannung gelassen haben und sich somit an neue Dinge heranzuwagen, die Ihren Alltag auf Dauer wesentlich entspannter und streßfreier gestalten werden.

Aus eigenen Erfahrungen als Kursleiterin kann ich Ihnen wirklich nur empfehlen, diese Phantasiereise einmal zu „erleben" und auf sich wirken zu lassen. In meinen Kursen beginne ich meistens mit einer Phantasiereise dieser Art. Das nimmt den TeilnehmerInnen eventuelle Ängste oder Bedenken und macht ihnen Mut, sich mit dieser Entspannungsmethode zu befassen. Darüber hinaus ist diese Wiese ein schönes inneres Bild, was jedem ganz viel Vertrautheit, Sicherheit und auch Geborgenheit vermittelt. Diese Wiese ist halt ein wunderbar ruhiger Ort, der verzaubert, mutig macht, Ängste nehmen kann und vor allen Dingen eine ordentliche Portion neue Kraft und Energie schenkt. Welche Mutter träumt schließlich nicht hin und wieder von so einem wundervollen Ort?

1. Die Schwereübung

Die Schwereübung des Autogenen Trainings bewirkt in den Armen und Beinen eine Entspannung der Muskeln. D. h., wenn sich die Muskeln entspannen, fühlt man ganz bewußt das Eigengewicht des jeweiligen Körperteils, da diese von Ihrer Aufgabe der Tragefunktion entbunden werden. Bei dieser Übung spürt man das Eigengewicht der Arme und der Beine sehr deutlich. Zudem entspannt sich der gesamte Körper. Das Blut wird nun nicht mehr in so großem Maße für den Hochleistungsbetrieb im Körperinneren, wie beschleunigte Herztätigkeit und hoher Blutdruck benötigt, und kann sich auf diese Weise wesentlich besser im gesamten Körper verteilen. Das Blut fließt also vermehrt in die Extremitäten hinein, was wiederum als Schweregefühl wahrgenommen wird.

Die richtige Übungsformel für die Schwereübung lautet:

Meine Arme und Beine sind schwer.

Mit dieser ersten Formel des Autogenen Trainings kann man auch spielerisch umgehen und die doch recht starren Übungseinheiten nach dem klassischen Autogenen Training, wie der Vater dieser Entspannungsmethode Prof. Schultz sie entwickelt hat, interessanter, freundlicher gestalten. Die erste Grundübung „Die Schwere" könnte als ganze Übungseinheit dann beispielsweise folgendermaßen aussehen:

Ich bin ganz ruhig und entspannt …
Meine Arme und Beine sind schwer …
Meine Arme und Beine sind ganz schwer …
Ich spüre die Schwere in meinen Armen und Beinen …
Ganz schwer sind meine Arme und Beine nun …
Meine Arme und Beine sind schwer, ganz schwer …
Ich bin ganz ruhig und entspannt …

Die Übung durch das Zurücknehmen beenden!

Wenn Sie allerdings sich zum ersten Mal mit dem Autogenen Training vertraut machen, konzentrieren Sie sich lieber erst einmal auf Ihre Arme. Denn durch unseren Alltagsstreß und dem Leistungsdruck dem wir oft ausgesetzt sind, haben viele verlernt auf ihren Körper zu hören. Man nimmt ihn nicht wahr und ignoriert seine Signale, wenn er leise um eine Ruhepause bittet. Erst wenn unser Körper uns durch eine Krankheit zur Ruhe zwingt oder schmerzt, nehmen wir die betroffenen Körperstellen ganz bewußt wahr. Und deswegen sollten Sie langsam wieder erlernen, Ihren Körper intensiv zu spüren. Deshalb sollte bei Beginn dieser Übung die Aufmerksamkeit des Schweregefühls nur im rechten Arm liegen (bei Linkshändern ggf. im linken), da dieser einem am nächsten ist, weil man ihn oft und am meisten auch bewußt zu Tätigkeiten einsetzt. Das bedeutet: Wenn Sie Rechtshänder sind, beginnen Sie die Übung mit dem rechten Arm, ansonsten mit dem linken. Die Formel dafür heißt dann:

Mein rechter (linker) Arm ist schwer.

Möchten Sie auch hierbei die Übungseinheit interessanter gestalten und dennoch dieselbe entspannende Wirkung erreichen, können Sie sich diese Übung etwa so in Gedanken vorsagen:

Ich bin ganz ruhig und entspannt…
Mein rechter (linker)Arm ist schwer…
Mein rechter (linker) Arm ist ganz schwer…
Ich kann die Schwere in meinem rechten (linken) Arm richtig spüren…
Ganz schwer ist der rechte (linke) Arm…
Mein rechter (linker) Arm ist ganz schwer…
Ich bin ganz ruhig und entspannt…

Wenn Sie mit der Übung gut zurecht kommen und das Gefühl haben, diese problemlos auf den restlichen Körper zu erweitern, können Sie dies folgendermaßen tun:

Ich bin ganz ruhig und entspannt…
Mein rechter Arm ist schwer…
Mein rechter Arm ist ganz schwer…
Ich spüre die angenehme Schwere in meinem rechten Arm…
Ganz schwer ist der rechte Arm…
Mein rechter Arm ist ganz schwer…
Ich bin ganz ruhig und entspannt…
Mein linker Arm ist schwer…
Mein linker Arm ist ganz schwer…
Ich spüre die angenehme Schwere in meinem linken Arm…

Ganz schwer ist der linken Arm…
Mein linker Arm ist ganz schwer…
Ich bin ganz ruhig und entspannt…
Mein rechtes Bein ist schwer…
Mein rechtes Bein ist ganz schwer…
Ich spüre die angenehme Schwere in meinem rechten Bein…
Ganz schwer ist das rechte Bein…
Mein rechtes Bein ist ganz schwer…
Ich bin ganz ruhig und entspannt…
Mein linkes Bein ist schwer…
Mein linkes Bein ist ganz schwer…
Ich spüre die angenehme Schwere in meinem linken Bein . ..
Ganz schwer ist das linke Bein…
Mein linkes Bein ist ganz schwer…
Ich bin ganz ruhig und entspannt…

Die Übung bitte danach kräftig zurücknehmen!

Nach ca. 1 bis 2 Wochen können Sie die Übung verkürzen, denn das Autogene Training ist schließlich eine Kurzentspannung, indem Sie die Formel folgendermaßen verändern: *„Meine Arme und Beine sind schwer…“* Sie merken selbst am besten, wann dieser Zeitpunkt gekommen ist, oder probieren zwischendurch beim Üben einfach mal aus, die Formel so zusammenzufassen. Wenn Sie damit noch nicht zurechtkommen sollten, können Sie halt noch ein paar Tage die Arme und Beine jeweils einzeln ansprechen, bis Sie sich vollkommen sicher fühlen und eine Wirkung spüren!

Die Übungsformeln werden in Gedanken 3 bis 6 mal wiederholt. Doch dabei kommt es nicht auf die genaue Anzahl an. Denn wenn Sie mitzählen, können Sie sich nicht ausreichend entspannen, weil Sie sich unter Druck fühlen. Beim Üben und gedanklichen Aufsagen der Übungsformeln merken Sie sehr schnell, wie diese auf Ihren Körper wirken. Es gibt Menschen, denen reicht es von Anfang an aus, sich die Formeln dreimal zu sagen. Ein anderer kann sich darüber nur wundern und hat nach sechsmaligem Wiederholen der Formeln immer noch keine schweren Beine! Das soll aber nicht heißen, daß Sie sich in dem Fall die Formel unendlich oft vorsagen müssen, bis die Schwere schließlich eintritt. Beim Autogenen Training ist es so, daß man sich den einzelnen Übungen nur überlassen kann, man kann sie nicht wollen. Genausowenig wie man abends den Schlaf herbeizwingen kann. Für Menschen wie uns, die in einer so stark leistungsorientierten Gesellschaft leben, ist dies oft schwer zu verwirklichen. Aber je stärker ich mich auf den ausbleibenden Erfolg einer Übung konzentriere, desto weniger kann ich die Ruhe genießen und mich entspannen. Vergessen Sie nicht, daß Sie sich noch in der Lernphase befinden und ihr Körper Zeit braucht, um sich mit den Übungen vertraut zu machen. Wenn nach einiger Zeit immer noch keinerlei Wirkung und Erfolg zu registrieren ist, sollten Sie einmal Ihre Übungshaltung und die Korrektheit der Übungsformel kontrollieren. Davon abgesehen ist es auch im Vergleich zu einem Kurs in einer Gruppe wesentlich schwieriger, sich alles im Alleingang anzueignen. Denn alle Fragen kann ein Buch schließlich nicht beantworten, da jeder Erlernende andere Anlaufschwierigkeiten hat!

Denken Sie bitte daran, jede Übungseinheit immer mit der Ruhetönung **„Ich bin ganz ruhig und entspannt“** einzuleiten! Diese Ruheformel wird auch nach jeder einzelnen Übung im Autogenen Training wiederholt. Und nach der Übung bitte das Zurücknehmen nicht vergessen!

Noch einmal kurz zusammengefaßt:

Ich bin ganz ruhig und entspannt.
Meine Arme und Beine sind schwer. (3–6mal wiederholen)
Ich bin ganz ruhig und entspannt.

Zurücknehmen nicht vergessen!

Bildliche Vorstellungshilfen

Während Sie sich die Formeln in Gedanken vorsprechen oder irgendwo geschrieben sehen, können Sie sich das Gefühl der Schwere auch bildlich vergegenwärtigen. D. h.: Stellen Sie sich eine Situation vor, in der Sie deutlich eine angenehme Schwere in Armen und Beinen verspürt haben. Vielleicht bei einer schönen Wanderung auf einen hohen Berg oder beim Tragen eines Koffers, mit dem Sie verreisen. Oder kennen Sie das wunderbare Gefühl einer angenehmen Bettschwere, wenn man erschöpft und wohlig müde ins Bett sinkt und dabei ganz eingekuschelt ist? Wichtig ist nur, daß Sie sich ein schönes, positives Ereignis vorstellen.

Zu jeder Grundübung werde ich Ihnen mehrere kleine Phantasiereisen anbieten, die Ihnen helfen werden, die jeweilige Wirkung zu erzielen; hier zunächst die Schwereübung zu erlernen und sich zu vergegenwärtigen. Nehmen Sie dabei wie gewohnt Ihre Übungshaltung ein, und schließen Sie dazu Ihre Augen. Dann stellen Sie sich die Phantasiereise einfach in Gedanken vor.

Ein schlafendes Kind

Nimm dir einen Moment Zeit und schließe deine Augen… Stell dir jetzt in Gedanken einfach vor, du hältst auf deinen Armen dein Kind, was du soeben in den Schlaf geschaukelt hast… Dein Kind ist vollkommen entspannt… Du spürst das Gewicht deines Kindes ganz deutlich… Völlig schwer und entspannt ist dein Kind, welches du in deinen Armen hältst… Du freust dich darüber, daß Kinder noch in der Lage sind, sich überall und jederzeit vollkommen zu entspannen… Du spürst die Schwere deines Kindes nun auch ganz deutlich in deinen Armen und Schultern… Es ist ein angenehmes Gefühl… Du selbst fühlst dich wohl und bist ganz ruhig und entspannt dabei…

Anschließend die Übung bitte zurücknehmen!

Im Wasser

Stell dir einmal vor, du bist am Meer... Ganz ruhig und entspannt bist du... Du genießt es einmal, an gar nicht denken zu müssen... Mit deinen nackten Beinen watest du durch das Wasser... Dabei spürst du, wie schwer deine Beine sind... Ganz schwer fühlen sie sich an... Spüre, wie schwer deine Beine sind, während du sie im Wasser bewegst... Völlig schwer sind deine Beine... Das rechte Bein und auch das linke Bein... Beide Beine sind ganz schwer... Und du spürst, wie ruhig und entspannt du bist...

Die Übung bitte mit dem Zurücknehmen beenden!

Im Sand

Schließe deine Augen und spüre, wie ruhig und entspannt du nun bist... Stell dir dabei vor, du machst einen schönen Spaziergang am Strand entlang... Du wanderst mit deinen Füßen durch den Sand hindurch... Immer wieder tauchen deine Füße in den Sand ... Wenn du das Bein dann hebst, kostet dich das Kraft... So spürst du mit der Zeit, wie schwer sich deine Beine anfühlen... Schwer, ganz schwer sind deine Beine... Es ist eine sehr angenehme Schwere, die du in deinen Beinen spürst... Richtig schwer sind deine Beine... Du bist ganz ruhig und entspannt...

Die Übung bitte mit dem Zurücknehmen beenden!

Die Urlaubskoffer

Lege dich bequem hin und schließe deine Augen... Spüre, wie ruhig und entspannt du nun bist... Stell dir einmal vor, dein Urlaub hat begonnen... Die Urlaubskoffer sind gepackt, und nun geht es los... In jeder Hand trägst du einen Koffer... Beide Urlaubskoffer sind vollgepackt, weil du alles darin verstaut hast, was du brauchst... Und so spürst du, wie schwer deine Armen sind... Ganz schwer sind deine Arme... Das Gefühl der Schwere in deinen Armen empfindest du als sehr angenehm... Spüre die

Schwere noch einmal ganz intensiv... Und du bist vollkommen ruhig und entspannt...

Die Übung bitte mit dem Zurücknehmen beenden!

So schwer wie ein Stein

Stell dir einmal vor, du wärst ein Stein... Ein wunderschöner Stein, der ganz ruhig und völlig entspannt ist... Du bist ein so großer, schwerer Stein, daß dich niemand mit seinen Händen hochheben kann... Versuch nun zu spüren, wie schwer du bist und fühl erst einmal die Schwere in deinen Armen... Ganz schwer sind deine Arme, schwer wie ein Stein... Beide Arme sind vollkommen schwer... Nun spüre einmal, wie schwer deine Beine sind... Ganz schwer sind deine beiden Beine, so schwer wie ein Stein... Beide Beine sind ganz schwer... Dein ganzer Körper ist schwer, richtig schwer... Du bist ganz ruhig und entspannt...

Die Übung bitte mit dem Zurücknehmen beenden!

Eine Wanderung in den Bergen

Stell dir einmal vor, es ist ein wunderschöner Tag... Die Sonne scheint, und am Himmel zieht keine einzige Wolke... Du bist ganz ruhig und entspannt... So nimmst du deinen Rucksack und setzt ihn dir auf die Schultern... Und als du deine festen Wanderschuhe angezogen hast, machst du dich auf den Weg in die Berge... Ein kleiner, schöner Pfad schlängelt sich den Berghang hinauf... Mit gemütlichen Schritten erklimmst du den Berg Schritt für Schritt... Als du schließlich den Berggipfel erreicht hast, legst du dich der Länge nach auf die weiche, kuschelige Decke, die du in deinem Rucksack mitgenommen hast... Die wunderbar frische Luft hier oben, läßt dich alles andere vergessen... Du spürst den Boden unter dir und bist nun ganz ruhig und entspannt... In deinen Armen spürst du ein angenehmes Gefühl von Schwere... Ganz schwer sind deine Arme... Spüre die Schwere in deinen Armen... Auch deine Beine fühlen sich schwer an... Ganz schwer liegen deine Beine auf der Decke... Nimm die angenehme Schwere in deinen Beinen wahr… Beide Arme und beide Beine sind nun ganz schwer… Und du bist vollkommen ruhig und entspannt…

Die Übung bitte mit dem Zurücknehmen beenden!

Noch einige Tips gegen Anfangsschwierigkeiten:

Beim Erlernen von Autogenem Training hat fast jeder Übende ähnliche Anfangs- und Startschwierigkeiten: Die Augenlider zucken, der Bauch rumort, Arme und Beine zucken, man spürt keine Schwere, man fühlt sich nach dem Üben müde u.v.m. Dazu sei an dieser Stelle gesagt, daß dies völlig normal ist und sicherlich jeder Übende anfangs damit zu kämpfen hat. Doch *Störungen* wie das Zucken der Augenlider, Arme und Beine, Rumoren im Bauchraum und ein kribbeliges Gefühl sind Zeichen dafür, daß die Entspannung im Körper bereits eingesetzt hat. Und bei den ersten Übungsversuchen darf man sicherlich auch keine Wunder erwarten. Der Körper muß sich erst langsam an die Ruhe und Stille gewöhnen, sowie mit den Übungsformeln und dem Verlauf vertraut werden. Und anfangs wird man auch das Gefühl haben, daß man nach dem Üben müde ist, denn der Körper fühlt sich in der Entspannungsphase sehr wohl und sehnt sich in der Regel stark danach. Von daher sollte man besonders an das *intensive Zurücknehmen* denken, um den Kreislauf zu aktivieren!

Falls Sie anfangs erhebliche Schwierigkeiten haben sollten, Ihre Augen geschlossen zu halten, so versuchen Sie einfach die von Ihnen gewählte Übungshaltung einzunehmen und dann erst einmal zu schauen, was es von da aus alles zu sehen gibt. wenn die „Neugier“ dann befriedigt ist, klappt es meist besser. Außerdem werden Sie merken, daß das Liderzucken bei jedem weiteren Übungsversuch nachlassen wird. Denn der Körper weiß nun, was da auf ihn zukommt und ihn erwartet.

Um Ihnen das Erlernen dieser ersten Übung noch etwas zu erleichtern, möchte ich Ihnen dazu raten, im Alltag einmal mehr und wesentlich bewußter auf Ihren Körper zu achten. Denn jeden Tag spüren wir unsere Armen, Beine und können auch ein Schweregefühl in diesen Gliedmaßen wahrnehmen. Seien Sie beispielsweise beim nächsten Treppensteigen einmal ganz aufmerksam. Wenn man nämlich eine lange Treppe hochsteigt, spürt man recht schnell ein Schweregefühl in seinen Beinen.

Aber auch wenn Sie aktiv Sport treiben, viel wandern, radfahren oder vielleicht Kniebeugen machen, werden Sie das Schweregefühl in den Beinen schnell spüren können. Auch in der Badewanne kann man das Gefühl der Schwere seinem Körper nahebringen: Nach einem richtig warmen Bad läßt man das Wasser aus der Wanne soweit ab, bis der Körper gerade noch mit warmen Wasser bedeckt ist. Und dann hebt man die Arme und Beine aus dem flachen Wasser. Sie werden auf diese Weise das Eigengewicht der Arme und Beine sehr schnell und deutlich bemerken. Und wenn der Körper die Schwere in Armen und Beinen erst einmal richtig gespürt hat, stellt sich der Übungserfolg anschließend auch ein, weil der Körper nun weiß, was, wo und wie er bei dieser ersten Übung etwas spüren soll.

2. Die Wärmeübung

Die Wärmeübung ist die zweite Grundübung des Autogenen Trainings und steht in enger Verbindung zu der bereits gelernten Schwereübung. Dadurch, daß sich die Muskeln dabei entspannen, spürt man das in Armen und Beinen einströmende Blut, ein Schweregefühl. Vielleicht haben Sie während des Übens bereits ein leichtes Kribbeln oder Gefühl von Wärme wahrgenommen. Denn wenn durch die erreichte Muskelentspannung vermehrt Blut in die Arme und Beine fließt, bringt dies natürlich auch angenehme Wärme mit sich. Um diese zu intensivieren und außer den Muskeln auch die Blutgefäße zu entspannen, sollten Sie sich bei dieser Übung einfach ein Gefühl von angenehmer Wärme in Armen und Beinen vorstellen. Es erweitern sich dann die Adern, und das Blut verteilt sich gleichmäßig im gesamten Körper. Das einströmende Blut wiederum bringt das angenehme Wärmegefühl mit sich. Damit kann die Hauttemperatur tatsächlich bis zu 2 bis

3 Grad ansteigen. Wichtig dabei ist, daß Sie sich eine wirklich für Sie selbst *angenehme* Wärme vorstellen.

Die Übungsformel für die zweite Übung lautet:

Meine Arme und Beine sind warm.

Auch hierbei können Sie, wie bereits bei der ersten Übung, spielerisch mit der Übungsformel umgehen:

Ich bin ganz ruhig und entspannt…
Meine Arme und Beine sind warm…
Meine Arme und Beine sind ganz warm…
Ich spüre, wie die angenehme Wärme durch meine Arme hindurchströmt, bis in die Hände und in die Fingerspitzen hinein…
Auch durch meine Beine strömt die wohltuende Wärme und fließt bis in meine Füße und die Zehenspitzen hinein…
Meine Arme und Beine sind warm, ganz warm…
Ich bin ganz ruhig und entspannt…

Wenn Sie die bisher gelernte Schwereübung aber noch nicht in die Formel *Meine Arme und Beine sind schwer* zusammengefaßt haben, sondern die Arme und Beine einzeln bzw. nacheinander ansprechen, können Sie dies getrost auch in der ersten Übungswoche der Wärmeübung tun, bis Sie sich vollkommen sicher fühlen. Dann sagen Sie sich also das Übungsprogramm folgendermaßen vor:

Ich bin ganz ruhig und entspannt…
Mein rechter Arm ist schwer…
Mein rechter Arm ist ganz schwer...
Ich spüre die angenehme Schwere in meinem rechten Arm…
Ganz schwer ist der rechte Arm…
Mein rechter Arm ist ganz schwer…
Ich bin ganz ruhig und entspannt…
Mein linker Arm ist schwer…
Mein linker Arm ist ganz schwer…
Ich spüre die angenehme Schwere in meinem linken Arm…

Ganz schwer ist der linken Arm …
Mein linker Arm ist ganz schwer …
Ich bin ganz ruhig und entspannt …
Mein rechtes Bein ist schwer …
Mein rechtes Bein ist ganz schwer …
Ich spüre die angenehme Schwere in meinem rechten Bein …
Ganz schwer ist das rechte Bein …
Mein rechtes Bein ist ganz schwer …
Ich bin ganz ruhig und entspannt …
Mein linkes Bein ist schwer …
Mein linkes Bein ist ganz schwer …
Ich spüre die angenehme Schwere in meinem linken Bein …
Ganz schwer ist das linke Bein …
Mein linkes Bein ist ganz schwer …
Ich bin ganz ruhig und entspannt …
Mein rechter Arm ist warm …
Mein rechter Arm ist ganz warm …
Ich spüre die angenehme Wärme in meinem rechten Arm …
Ganz warm ist der rechte Arm …
Mein rechter Arm ist ganz warm …
Ich bin ganz ruhig und entspannt …
Mein linker Arm ist warm …
Mein linker Arm ist ganz warm …
Ich spüre die angenehme Wärme in meinem linken Arm …
Ganz warm ist der linken Arm …
Mein linker Arm ist ganz warm …
Ich bin ganz ruhig und entspannt …
Mein rechtes Bein ist warm …
Mein rechtes Bein ist ganz warm …
Ich spüre die angenehme Wärme in meinem rechten Bein …
Ganz warm ist das rechte Bein …
Mein rechtes Bein ist ganz warm …
Ich bin ganz ruhig und entspannt …
Mein linkes Bein ist warm …
Mein linkes Bein ist ganz warm …
Ich spüre die angenehme Wärme in meinem linken Bein …
Ganz warm ist das linke Bein …
Mein linkes Bein ist ganz warm …

Ich bin ganz ruhig und entspannt …

Danach bitte die Übung wie gewohnt zurücknehmen!

Sobald Sie das Gefühl haben, daß Sie bereit dazu sind, die Formel zu kürzen bzw. zusammenzufassen, probieren Sie es einfach aus. Anfangs ist es wirklich eine Erleichterung, die jeweiligen Körperteile nacheinander anzusprechen. Dennoch sollte man nicht vergessen, daß Autogenes Training eine Kurzentspannung ist. Spätestens beim Erlernen der Atemübung, der dritten Übung des klassischen Autogenen Trainings, sollten Sie dazu übergehen, die Arme und Beinen in eine einzige Formel zusammenzufassen. Nach einiger Zeit des Übens werden Sie aber selber merken, daß sich die Wirkung der Schwere und Wärme schon dann einstellt, wenn Sie sich hinlegen, um die Übungshaltung einzunehmen. Zu dem Zeitpunkt, werden Sie auch den Wunsch verspüren, die Formeln zusammenzufassen, weil sich das Entspannungstraining sonst zu sehr in die Länge zieht. Mehr als 10 bis max. 15 Minuten sollte eine Übungseinheit im Autogenen Trainings niemals dauern.

Diese zweite Übung wird der ersten Übung, der Schwere nachgestellt, wie Sie sicher bereits gemerkt haben und heißt zusammengefaßt:

Ich bin ganz ruhig und entspannt.
Meine Arme und Beine sind schwer. (3–6mal wiederholen)
Ich bin ganz ruhig und entspannt.
Meine Arme und Beine sind warm. (3–6mal wiederholen)
Ich bin ganz ruhig und entspannt.

Das Zurücknehmen bitte im Anschluß nicht vergessen!

Bildliche Vorstellungshilfen

Um Ihnen die Vorstellung der Wärme zu erleichtern, hilft es Ihnen vielleicht, wenn Sie sich auch bei dieser Übung ein Wärmeerlebnis in Gedanken rufen, mit dem Sie etwas Positives und ein angenehmes Gefühl in Verbindung bringen.

Zum Beispiel würden sich hierfür folgende Bilder eignen:

- Die Sonne scheint auf Sie herab und erwärmt Ihren Körper
- Sie sitzen gemütlich am warmen Kamin
- Sie nehmen ein warmes Bad
- Sie sind in eine warme Decke eingekuschelt
- An Ihren Füßen tragen Sie warme, dicke Wollsocken
- Ihre beiden Hände stecken in warmen, gefütterten Handschuhen
- Sie trinken warmen Tee

Wenn Sie Lust haben, probieren Sie doch einfach aus, wie es sich in Ihrem Körper anfühlt, wenn Sie unter der Dusche stehen und das warme Wasser über Ihre Haut rinnt. Was empfinden Sie dabei? Versuchen Sie einmal ganz intensiv diese Wärme wahrzunehmen. Oft erleichtert dieser Versuch den Erfolg dieser Übung. Denn dadurch weiß der Körper, *wie* er sich bei der Wärmeübung verhalten soll bzw. was genau er in den Armen und Beinen spüren soll!

Ein Sonnenbad

Stell dir einmal vor, du liegst auf einer ganz weichen, warmen Decke… Über dir schaust du in den strahlend blauen Himmel hinauf… Du liegst ganz ruhig da und bist vollkommen entspannt … Die Sonne, schickt ihre warmen Strahlen auf dich hinunter… Spüre, wie die warmen Sonnenstrahlen deine Arme berühren… Ganz warm sind deine beiden Arme… Die angenehme Wärme der Sonnenstrahlen strömt durch deine Arme hindurch und fließt bis in deine Hände hinein… Auch deine Beine spüren die warmen Strahlen der Sonne… Beide Beine sind angenehm warm… Die Wärme der Sonne strömt durch deine Beine hindurch und fließt bis in deine beiden Füße und die Fußspitzen hinein… Dei-

ne Beine sind angenehm warm ... Und du bist ganz ruhig und entspannt ...

Die Übung bitte mit dem Zurücknehmen beenden!

Ein warmes Bad

Du nimmst ein warmes Bad ... Dabei bist du vollkommen ruhig und entspannt ... Das warme Wasser wärmt deinen ganzen Körper ... Besonders gut spürst du die angenehme Wärme in deine Armen ... Deine Arme sind warm, ganz warm ... Spüre, wie die angenehme Wärme durch deine Arme hindurch strömt ... Auch deine Beine sind ganz warm ... Das warme Wasser umspült deine Beine und wärmt sie ... Die Wärme strömt durch deine Beine ... Dein ganzer Körper ist wunderbar warm ... Du bist ganz ruhig und entspannt, während du die angenehme Wärme genießt ...

Die Übung bitte mit dem Zurücknehmen beenden!

Unter der warmen Decke

Du liegst in deinem warmen Bett unter einer kuscheligen, weichen Decke, die dich sicher und geborgen hält ... Du fühlst dich wohl und bist ganz ruhig und entspannt ... Die warme Decke umhüllt deinen Körper ... Dabei spürst du ein angenehmes Gefühl von Wärme ... Deine beiden Arme sind warm ... Ganz warm sind deine Arme ... Spüre die Wärme in deinen Armen ... Auch deine Beine sind warm ... Ganz warm sind beide Beine ... Spüre die angenehme Wärme in deinen Beinen ... Wohlig warm ist dein ganzer Körper ... Du bist vollkommen ruhig, locker und gelöst ...

Die Übung bitte mit dem Zurücknehmen beenden!

Am warmen Ofen

Stell dir vor, du hast draußen einen kleinen Spaziergang gemacht ... Die Luft war kühl, und nun hast du es dir vor dem warmen Ofen gemütlich gemacht ... Du spürst die Wärme, die der Ofen ausstrahlt ... Ganz ruhig und entspannt sitzt du vor dem Ofen und spürst seine wohltuende Wärme ... Du spürst die Wärme in deinen Armen ... Ganz warm sind deine Arme ... Die Wärme strömt durch deine Arme hindurch und fließt bis in deine Hände ... Richtig angenehm warm sind deine Arme nun ... Deine Beine sind auch warm ... Ganz warm sind deine Beine ... Die Wärme des Ofens wärmt deine Beine ... Es ist angenehm die Wärme im Körper zu spüren ... Du bist ganz ruhig und entspannt dabei ...

Die Übung bitte mit dem Zurücknehmen beenden!

Eine wärmende Massage

Schließe deine Augen und stelle dir vor, du sitzt auf einer weichen Decke ... Neben dir steht eine schöne Flasche mit einem wunderbar duftenden Massageöl ... Der Geruch des Massageöls strömt in deine Nase und läßt dich sofort herrlich entspannen und alle Sorgen vergessen ... Du gießt dir etwas von dem gut riechenden Massageöl in deine Hände und beginnst deinen Körper damit einzureiben ... Sanft und zärtlich massierst du mit dem Massageöl deinen Körper ... Dabei strömt eine wohlige und sehr angenehme Wärme durch denen ganzen Körper hindurch ... Besonders deutlich und intensiv spürst du diese Wärme in deinen Armen und Beinen ... Strömend warm sind deine Arme und Beine ... Die Wärme breitet sich gleichmäßig in deinem ganzen Körper aus ... Und du fühlst dich völlig ruhig und wunderbar entspannt ... Genieße die Ruhe und Entspannung in dir ...

Bitte anschließend die Übung zurücknehmen!

Ich mach es mir gemütlich

Wenn du nun deine Augen schließt, stell dir einfach vor, du hast etwas Zeit für dich... Als erstes machst du es dir so richtig gemütlich und zündest eine schöne Kerze an, die dir deine Kinder zum letzten Geburtstag geschenkt haben... Im Hintergrund läuft ganz leise eine Kassette mit meditativer Musik... Du kuschelst dich in einen Berg von Kissen und deckst dich mit einer ganz warmen, weichen Decke zu... Du spürst eine angenehme Wärme in dir... Von den Kissen und der Decke umhüllt, wirst du ganz sicher und geborgen gehalten... Du spürst wie die angenehme Wärme sich strömend in deinem ganzen Körper ausbreitet... Wohlig warm ist es dir, und du bist glücklich, einmal nichts tun und an nichts denken zu müssen... Du bist dabei ganz ruhig und entspannt...

Bitte das Zurücknehmen nicht vergessen!

Noch einige Tips gegen Anfangsschwierigkeiten:

Wie auch bei der Schwereübung erwähnt, erlebt man im Alltag ebenso regelmäßig ein Wärmegefühl im Körper. Beispielsweise am Abend im Bett, wenn die Decke einen angenehm wärmt, oder unter der warmen Dusche, wenn das Wasser die Haut gut durchblutet und wärmt.

Sollten Ihnen diese Vorstellungshilfen und kleinen Phantasiereisen nicht ausreichen, um ein Wärmegefühl in den Armen und Beinen zu bekommen, sind Sie sicherlich jemand, der oft unter kalten Händen und/oder Füßen leidet. Wenn dies so ist, möchte ich Ihnen an dieser Stelle gleich sagen, daß Sie für das Erlernen dieser zweiten Übung viel Geduld brauchen. Denn damit das Blut in Arme und Beine strömen kann, müssen sich die Blutgefäße entspannen. Bis das strömende Blut und die somit verbundene Wärme allerdings bis in den Händen und Füßen ankommt, braucht es seine Zeit. Und wenn Sie im Alltag auch noch unter schlecht durchbluteten Händen und Füßen leiden, erschwert das diesen Vorgang. Versuchen Sie einfach nicht zuviel Aufmerksamkeit in das Wärmegefühl an diesen Stellen zu lenken und bleiben Sie gelassen. Bei konsequentem Üben wird sich auch ein Erfolg einstellen. Denn man kann das Gefühl der Wärme nicht erzwingen, genausowenig wie man abends das Einschlafen erzwingen kann.

Monika nahm an einem Grundkurs im Autogenen Training teil. Auch sie litt ständig unter kalten Händen und Füßen. Daß diese Körperteile kalt waren, fiel ihr natürlich während der Entspannungsphasen umso mehr auf. Doch je mehr sie sich vorstellte, daß ihre Füße doch nun endlich warm seien, desto unangenehmer empfand sie die Kälte.

Ich riet ihr, in jedem Fall beim Üben dicke Wollsocken an die Füße zu ziehen und diese ggf. auch noch unter ein Daunenkissen oder eine dicken Decke zu stecken. Außerdem sollte Sie nach einigem Wiederholen der Übungsformel einfach zur nächsten Übung übergehen, auch dann, wenn die Füße immer noch kalt waren, um nicht zuviel Aufmerksamkeit und eine Erwartungshaltung in die Füße zu legen.

Beim nächsten Mal berichtete sie dann, daß immer dann, wenn die Übungsphase vorbei wäre und sie die Übung durch das Zurücknehmen beendet hätte, sie ein leichtes Wärmegefühl spüren könnte. Ihre Gelassenheit der Wärme gegenüber hat ihr dabei sicherlich ein großes Stück weit geholfen. Denn je gelassener ich an die Übung herangehe, desto eher stellt sich ein spürbarer Erfolg ein!

Um die Wirkung jedoch hilfreich zu unterstützen, sollten Sie Ihre Hände und Füße vor dem Üben einfach etwas warmrubbeln und kneten. Trinken Sie etwas Warmes, ziehen Sie sich dicke Socken an, und decken Sie sich mit einer Wolldecke zu. Wenn Ihnen das zu warm sein sollte, legen Sie die Decke nur über Ihre Füße, oder legen Sie Ihre Füße auf eine angenehm temperierte Wärmflasche. Wenn Sie vor dem Üben ganz warm gebadet haben, hilft Ihnen das anfangs sicherlich auch, ein Wärmegefühl beim Üben zu erreichen. Denn während einer warmen Dusche oder eines Bades werden die Gliedmaßen und vor allen Dingen die Haut sehr gut durchblutet. Achten Sie danach nur darauf sich warm anzuziehen und sich während des Übens unter eine Decke zu legen, damit Sie nicht beginnen zu frieren. Generell ist es sinnvoller, erst einmal mit einer Decke zu üben. Diese kann man schnell wieder aufschlagen. Aber liegt man während des Übens und beginnt zu frösteln, stört das die Entspannung, die sich einstellen soll ganz erheblich!

3. Die Atemübung

Die Atemübung ist die dritte Grundübung des klassischen Autogenen Trainings nach Prof. Schultz. Es ist die erste vertiefende Übung, da hierbei nichts Neues mehr im Körper umgestellt wird. Denn die Umschaltung und die somit erreichte Entspannung haben bereits stattgefunden. Diese Übung vertieft das Gefühl der vollkommenen Entspannung.

Die Atmung beim Autogenen Training ist immer passiv, weil wir uns entspannen möchten. Wenn ich aktiv atme, kann ich nicht zur Ruhe kommen und mich erholen. Deshalb versuchen wir hierbei, uns ganz unserem eigenen Atemrhythmus hinzugeben und davon tragen zu lassen. Dabei kann sich der Körper entspannen, und die Atmung kann bis in den Bauchraum hineinfließen.

Etwa eine Handbreit oberhalb unseres Bauchnabels befindet sich unser größter und bedeutendster Atemmuskel: das Zwerchfell. Jedesmal wenn wir einatmen, zieht sich unser Zwerchfell zusammen, und unsere beiden Lungen füllen sich mit Luft. Man spürt das sehr deutlich, wenn man sich auf den Rücken legt und einmal seine Hand auf den Bauch hält. Beim Einatmen hebt sich die Bauchdecke ganz leicht nach oben, und beim Ausatmen senkt sie sich, weil sich das Zwerchfell wieder entspannt und sich auf diesem Weg die Lungen entleeren. Nun können wir die Lungen aber nur wieder mit frischer Luft füllen, wenn wir diese vollständig entleeren. Und dies geschieht während der ruhigen, entspannten Atmung der Übungseinheit.

Sicherlich kennen Sie eine Situation, in der Sie nervös, ängstlich, erschrocken oder hektisch waren. Wenn Sie dann einmal auf Ihre Atmung geachtet haben, wird Ihnen sicherlich aufgefallen sein, daß sich in einer Situation, in der Sie Angst haben oder unter Streß und Anspannung stehen, Ihre Atmung sich verändert. Manchmal kann es passieren, daß jemand vor Schreck oder Anstrengung aufhört zu atmen oder die Luft einfach anhält. Dies ist sehr ungesund. Wenn man in solch einer Situation kräftig ausatmet, ist man nicht mehr blockiert und verkrampft.

Durch diese Übung wird im Körper eine große Ruhe erzeugt, die sehr entspannend wirkt. Vielleicht können Sie sich einen Säugling vorstellen, der weint und von seiner Mutter vor dem Bauch ganz ruhig und sanft hin und hergewiegt wird. Schnell wird sich dieser entspannen, weil er sich rundherum sicher und geborgen fühlt. Der ruhige, regelmäßige Rhythmus Ihres Atems wird auch Ihnen ein Gefühl tiefer Entspannung, Ruhe und Geborgenheit vermitteln.

Die Übungsformel hierfür lautet:

Mein Atem geht ruhig und regelmäßig. oder **Es atmet mich.**

Wer auch hierbei lieber etwas spielerisch mit der Übungsformel umgehen möchte, kann dies einmal folgendermaßen probieren:

...(Die Übungsformeln bis zu dieser Übung sollten Ihnen nun hinreichend bekannt sein, ansonsten lesen Sie oben nochmals nach)...
... Ich bin ganz ruhig und entspannt...
Mein Atem geht ganz ruhig und regelmäßig...
Ganz ruhig und regelmäßig atmet es in mir...
Ich spüre meine Atem, wie er ganz ruhig und regelmäßig in mir fließt...
Es atmet in mir, ganz ruhig und regelmäßig...
Mein Atem geht ganz ruhig und regelmäßig in mir ein und aus, ein und aus...
Ich lasse meinen Atem in mir fließen, ruhig und regelmäßig...
Ich bin ganz ruhig und entspannt...

Zusammengefaßt mit den bisher gelernten Übungen lauten die Formeln:

Ich bin ganz ruhig und entspannt.
Meine Arme und Beine sind schwer. (3–6mal wiederholen)
Ich bin ganz ruhig und entspannt.
Meine Arme und Beine sind warm. (3–6mal wiederholen)
Ich bin ganz ruhig und entspannt.
Mein Atem geht ruhig und regelmäßig. (3–6mal wiederholen)
Ich bin ganz ruhig und entspannt.

Anschließend bitte das Zurücknehmen nicht vergessen!

Bildliche Vorstellungshilfen

Sie können sich unterstützend zu der Formel eine ruhige, gleichmäßige Bewegung vorstellen. Vielleicht stellen Sie sich vor, daß Sie in einer bequemen Hängematte langsam und regelmäßig hin und her schaukeln. Oder stellen Sie sich vor, Sie seien ein Vogel, der sich vom Wind tragen läßt und ganz sacht auf und ab schwingt. Wenn es Ihnen lieber ist, denken Sie sich auf ein Boot, das auf den Wellen sachte hin und her schaukelt. Sie können sich auch bildlich einen Baum vorstellen, dessen Krone im Wind langsam hin und her weht. Probieren Sie aus, welche Vorstellung Ihnen bei dieser Übung am liebsten ist. Vielleicht wollen Sie auch nur ganz intensiv auf Ihren Atem achten, auch das alleine beruhigt schon sehr schnell.

Im Schaukelstuhl

Wenn du nun deine Augen schließt, stell dir einfach vor, du sitzt in einem wunderschönen, ganz gemütlichen Schaukelstuhl… Du bist vollkommen ruhig und entspannt… Der Schaukelstuhl schaukelt ganz ruhig und regelmäßig vor und zurück… Sacht, ganz sacht wiegt dich der Schaukelstuhl… Ruhig und regelmäßig schaukelst du hin und her, hin und her… Ganz genauso ruhig und regelmäßig geht dein Atem in dir ein und aus, ein und aus…

Du spürst wie sich in dir eine große Ruhe ausbreitet hat... Du bist ganz ruhig und entspannt...

Diese Übung bitte mit dem Zurücknehmen beenden!

Wie ein Baum im Wind

Stell dir vor, du bist ein schöner Baum mit einer prächtigen Baumkrone... Deine Wurzeln, die bis tief in die Erde hineinragen, geben dir festen Halt... Du stehst da und bist völlig ruhig und entspannt... Der Wind fährt leicht durch deine Baumkrone und wiegt dich vorsichtig und sacht hin und her, hin und her... Ganz ruhig und regelmäßig wiegst du im Wind hin und her, immer im selben ruhigen Rhythmus... Dabei spürst du deinen Atem... Dein Atem geht ganz ruhig und regelmäßig in dir ein und aus... Du bist ganz ruhig und vollkommen entspannt...

Diese Übung bitte mit dem Zurücknehmen beenden!

Ich bin ein Vogel

Stell dir einmal vor, du wärst ein Vogel... Ein Vogel deiner Wahl ... Und du fliegst sogleich in den strahlend blauen Himmel hinauf und bist ganz ruhig dabei... Ganz ruhig und entspannt bist du... Mit deinen Flügeln schwingst du sacht auf und ab, immer im gleichen ruhigen Rhythmus... Deine Flügel bewegen sich ganz ruhig und regelmäßig... In dir spürst du deinen Atem, der so ruhig und regelmäßig in dir ein und aus geht, wie sich deine Flügel zum Fliegen bewegen... Ganz ruhig und regelmäßig strömt dein Atem in dir ein und aus, ein und aus... Und du bist völlig ruhig und entspannt...

Diese Übung bitte mit dem Zurücknehmen beenden!

Am Meer

Stell dir vor, du bist auf einer wunderschönen Insel im weiten Meer… Du sitzt ganz gemütlich im warmen Sand und schaust den kleinen Wellen zu, die am Ufer ankommen… Hier ist es vollkommen ruhig und still… Auch in dir spürst du eine tiefe innere Ruhe… Die kleinen Wellen türmen sich ganz langsam auf und spülen an den Strand… Dann fließt das Wasser wieder zurück ins Meer… Ständig kommen und gehen neue Wellen… Ruhig und regelmäßig kommen und gehen die Wellen… Du spürst deinen Atem und merkst, daß er im gleichen ruhigen und regelmäßigen Rhythmus kommt und geht wie die kleinen Wellen… Dein Atem fließt tief in dir, ruhig und regelmäßig… Du bist dabei ganz ruhig und vollkommen entspannt…

Diese Übung bitte mit dem Zurücknehmen beenden!

Ein Kornfeld

Stell dir einmal vor, es ist ein wunderschöner, ganz sonniger Tag … Du hast einen ganz schönen Spaziergang gemacht und stehst schließlich vor einem riesigen Kornfeld… Du beobachtest das Kornfeld und bemerkst, daß die vielen Halme und Ähren des Korns ganz sanft vom Wind geschaukelt werden… Der leichte Windzug schaukelt das Korn ganz ruhig und regelmäßig von einer Seite zur anderen… Hin und her… Wieder hin und dann her weht das Korn… Dabei nimmst du auch deinen Atem wahr … Er geht im selben Rhythmus, wie das Korn sich im sanften Wind wiegt… Dein Atem ist vollkommen ruhig und regelmäßig … Tief fließt dein Atem dabei in deinen Körper hinein… Laß es einfach in dir atmen… Ruhig und regelmäßig… Beobachte dabei das schöne Kornfeld, was vor dir liegt… Auch du selbst bist nun vollkommen ruhig und entspannt…

Bitte anschließend das Zurücknehmen nicht vergessen!

Ich lieg in einem Boot

Wenn du nun deine Augen schließt, stell dir doch einfach einmal vor, daß du am Ufer eines kleinen Sees im Sand sitzt ... Der Himmel über dir ist hellblau, und keine einzige Wolke kann man dort oben entdecken ... Nur die liebe Sonne schickt einige ihrer warmen Strahlen auf dich und den kleinen See hinunter ... Mit einem Mal entdeckst du ein gemütliches kleines Boot, was an einem hölzernen Steg befestigt ist ... Du gehst zu dem Steg und kletterst in das Boot hinein ... Im Boot machst du es dir bequem und schaust in den strahlend blauen Himmel hinauf ... Du fühlst dich rundherum vollkommen ruhig und entspannt ... Dabei genießt du die Ruhe und Stille um dich herum ... Während du deine Seele einmal so richtig baumeln läßt, bemerkst du, wie ein ganz sanfter Wind das Wasser des Sees ganz leicht bewegt ... Dein Boot bewegt sich ebenfalls ganz vorsichtig und sanft ... Ruhig und immer im selben Rhythmus wiegt dich das Boot auf dem Wasser des Sees ... Hin und her, hin und wieder her ... Tut das gut ... Du fühlst dich ganz sicher und geborgen ... Und während du ganz entspannt in deinem Boot über den See treibst, spürst du, daß auch dein Atem ganz ruhig und regelmäßig in dir fließt ... Dein Atem geht ruhig und regelmäßig ... Laß es einfach in dir atmen ... Dein Atem fließt ein und aus, ein und aus ... Du bist ganz ruhig, locker und vollkommen gelöst ...

Bitte das Zurücknehmen im Anschluß nicht vergessen!

Noch einige Tips gegen Anfangsschwierigkeiten:

Aus meiner Erfahrung als Kursleiterin kann ich sagen, daß diese Atemübung als die entspannenste von allen empfunden wird. Übt man Autogenes Training vor dem Einschlafen, gleitet man meist schon während dieser Übung in den Schlaf hinein. Nicht nur einmal ist eine Teilnehmerin während dieser Übung in einer der Kursstunden eingeschlafen und hat die restlichen TeilnehmerInnen durch leises Schnarchen erheitert!

Wenn Sie neu mit dieser dritten Übung beginnen und Ihren Körper damit vertraut machen, kann es Ihnen passieren, daß man so sehr auf seinen Atemrhythmus achtet, daß man völlig falsch atmet, weil man einfach zu sehr darauf achtet. Einige Übende versuchen anfangs auch den eigenen Atem und seinen Rhythmus willentlich zu beeinflussen. Dies ist aber nicht Sinn dieser Entspannungsmethode. Im Autogenen Training versuchen wir uns einmal zurückzunehmen und ganz bewußt auf die Bedürfnisse unseres Körpers zu achten. Und diese Übung soll uns helfen wieder zu unserem natürlichen Atemrhythmus zurückzufinden.

Achten Sie einfach im Alltag mehr auf Ihren Atem: Wann atmet man flach und hektisch, was passiert in Streßsituationen mit dem Atem, und was geschieht, wenn ich gerade dann versuche einmal ganz tief ein und auszuatmen. Sie können diese Formel *Mein Atem geht ganz ruhig und regelmäßig* auch zwischendurch jederzeit anwenden. Beispielsweise dann, wenn Sie sehr aufgeregt sind, sich ärgern oder vielleicht Angst haben. Achten Sie dann darauf, was mit Ihrem Atem passiert. Probieren Sie einfach das nächste Mal, wenn Sie sich am liebsten lauthals aufregen würden, aus, die Augen einen Moment lang zu schließen und sich innerlich ein paarmal vorzusagen: *Mein Atem geht ruhig und regelmäßig – Mein Atem geht ruhig und regelmäßig – Mein Atem geht ruhig und regelmäßig …*

Sicherlich werden auch Sie dann mit einem Mal wieder gelassener werden und ruhiger sein. Den eben angestauten Ärger haben Sie sozusagen aus sich herausgeatmet und sich wieder Luft verschafft. Versuchen Sie es einfach, und seien Sie optimistisch!

Sie können auch, bevor Sie mit dem Üben anfangen, erst einmal einen Moment lang Ihre Hand auf den Bauch legen oder die Aufmerksamkeit einfach bewußt auf den Atemrhythmus lenken. Vergleichen Sie den Atem dann mit dem Rhythmus vor und während des Übens.

4. Die Herzübung

Das Herz ist das empfindungsreichste Organ im menschlichen Körper. Jede Empfindung beeinflußt den Herzschlag. Dies verdeutlichen zahlreiche Redewendungen, die auch Ihnen sicherlich bekannt sind, wie beispielsweise „das Herz schlägt mir bis zum Hals", „das kam von ganzen Herzen", „ein herzensguter Mensch" oder „mein Herz ist vor Angst in die Hose gerutscht".

Diese Übung ist nach der vorangegangenen Atemübung die zweite vertiefende Übung des Autogenen Trainings, bei der ebenfalls nichts Neues mehr eingestellt wird, sondern nur das bisher veränderte im Körper deutlich und wohltuend wahrgenommen wird!

Nur bei der Atem- bzw. Herzübung kann die Reihenfolge der angewandten Übung beliebig ausgetauscht werden. Aus meiner Erfahrung kann ich Ihnen allerdings nur dazu raten, erst einmal die Atemübung zu erlernen, da die Herzübung viel Sensibilität und Einfühlungsvermögen voraussetzt. Und da man in der Erlernphase noch oft zu sehr mit dem Lehrvorgang beschäftigt ist, sollten Sie sich mit der Herzübung Zeit lassen.

Bei dieser Übung kann man die im Körper vorhandene Entspannung deutlich spüren. Denn das Herz arbeitet nun nicht mehr auf Höchstleistung, sondern schlägt vollkommen ruhig und regelmäßig vor sich hin. Dieser gleichmäßig und ruhige Herzschlag wirkt sehr beruhigend auf den Körper und die Psyche.

Die Übungsformel hierfür lautet:

Mein Herz schlägt ruhig und regelmäßig.

Wichtiger Hinweis:

Bei der Herzübung sollten Sie ausschließlich bei der oben genannten Formel bleiben, ohne diese eigenständig zu verändern.

Zusammengefaßt heißt die Übung bis hierhin:

Ich bin ganz ruhig und entspannt.
Meine Arme und Beine sind schwer. (3–6mal wiederholen)
Ich bin ganz ruhig und entspannt.
Meine Arme und Beine sind warm. (3–6mal wiederholen)
Ich bin ganz ruhig und entspannt.
Mein Atem geht ruhig und regelmäßig. (3–6mal wiederholen)
Ich bin ganz ruhig und entspannt.
Mein Herz schlägt ruhig und regelmäßig. (3–6mal wiederholen)
Ich bin ganz ruhig und entspannt.

Bitte anschließend kräftig Zurücknehmen!

Bildliche Vorstellungshilfen

Wie auch bei der Atemübung können Sie sich hierfür ein Bild aussuchen, was eine ganz ruhige, regelmäßig Bewegung beinhaltet. Zusätzlich können Sie sich bei dieser Übung Ihren Puls bzw. Pulsschlag zur Hilfe nehmen. Wenn Sie während der Übung spüren, wie der Puls pulsiert, wirkt dies sehr beruhigend auf den Körper. Anfangs können Sie mit Ihrer Hand einen Moment lang Ihr Herz oder Ihren Puls fühlen, um ein Gefühl für den Rhythmus zu bekommen.

Der pulsierende Baumstamm
Stell dir vor, du machst einen schönen Spaziergang… Schließlich kommst du an einen schönen Baum, dessen Baumkrone Schatten spendet… Du setzt dich ins weiche, warme Gras und lehnst mit deinem Rücken an dem Baumstamm, der dir sicheren Halt gibt … Du bist ganz ruhig und entspannt… Du spürst ein ganz ruhiges und regelmäßiges Pulsieren in dem Stamm, an dem du lehnst … Ganz ruhig und regelmäßig pulsiert der Stamm, und du spürst das Leben in ihm… Laß das Pulsieren auf dich wirken und spüre auch dein Herz dabei, wie es ganz ruhig und regelmäßig in dir

schlägt... Ganz ruhig und entspannt schlägt dein Herz... Du bist vollkommen ruhig und entspannt...

Bitte die Übung im Anschluß zurücknehmen!

Die Knospe

Du bist ganz ruhig und entspannt... Versuche dir einmal eine wunderschöne Knospe vorzustellen... Stelle dir diese Knospe genauso vor, wie du sie dir wünschst... Dann beobachte die Knospe, wie sie sich langsam öffnet und ihre Blütenblätter entfaltet... Nun schließt sie sich wieder... Schau dir einfach diese wunderschöne Knospe an, wie sie sich ruhig, ganz ruhig und regelmäßig öffnet und anschließend wieder schließt... Vielleicht magst du dir vorstellen, daß auch dein Herz wie eine kleine Knospe ist, die sich ganz ruhig und regelmäßig bewegt... Laß nun dein Herz ganz ruhig und regelmäßig schlagen... Du bist vollkommen ruhig, locker und gelöst...

Bitte die Übung im Anschluß zurücknehmen!

Warme Wellen in meinem Körper

Stell dir vor, du liegst auf einer warmen, ganz weichen Decke... Du bist ganz ruhig und völlig entspannt... Versuche dabei zu spüren, wie dein Herz ganz ruhig und regelmäßig in dir schlägt... Mit jedem Herzschlag spürst du, wie kleine, warme Wellen durch deinen Körper strömen... Du fühlst dich dabei richtig wohl und vollkommen geborgen... Die warmen Wellen kommen ganz ruhig und regelmäßig und durchfluten deinen Körper... Du spürst auch dein Herz, von dem die warmen Wellen ausgehen... Dein Herz schlägt ganz ruhig und regelmäßig... Laß es einfach ganz ruhig und regelmäßig in dir schlagen... Du bist ruhig und entspannt...

Bitte die Übung im Anschluß zurücknehmen!

Ein kleiner Vogel in meiner Hand

Schließe einfach deine Augen ... Stelle dir dann vor, du hast einen kleinen Spaziergang gemacht, um dich zu entspannen ... Auf dem Rückweg hast du unter einem Baum einen kleinen Vogel gefunden ... Du hältst diesen kleinen Vogel sicher in deinen Händen und spürst, wie er sich beruhigt ... Sein kleines Vogelherz schlägt nun ganz ruhig und regelmäßig ... Du spürst den Herzschlag in deinen Fingern ... Ganz ruhig und regelmäßig schlägt das kleine Herz des Vogels in deinen Händen ... Und auch dein Herzschlag ruhig und regelmäßig ganz tief in dir ... Laß dein Herz ganz ruhig in dir weiterschlagen ... Der Vogel in deiner Hand ist völlig ruhig und gelöst ... Auch du spürst eine tiefe innere Ruhe und fühlst dich vollkommen entspannt ...

Bitte zum Schluß die Übung durch das Zurücknehmen beenden!

Ich halte mein Kind in meinen Armen

Wenn du nun deine Augen einmal für eine Weile schließt, stell dir vor, du hältst dein gerade geborenes Kind sicher und geborgen in deinen Armen ... Du fühlst in dir ein tiefes Gefühl von Glück und Stolz ... Zärtlich streichelst du deinem Kind über seinen Kopf und drückst es ganz sanft an deine Brust ... Du spürst dabei sein kleines Herz und merkst, wie es tief in seinem kleinen Menschenkörper vollkommen ruhig und gleichmäßig pulsiert ... Auch deinen eigenen Herzschlag nimmst du in dir wahr ... Ganz ruhig und regelmäßig schlägt dein Herz in dir ... Das gleichmäßige Schlagen deines Herzens beruhigt dich und läßt dich herrlich entspannen ... Auch das Herz deines Kindes schlägt immer noch ganz ruhig und regelmäßig ... Du genießt den innigen Augenblick und bist rundum locker, gelöst und entspannt ...

Bitte diese Übung zum Schluß durch das Zurücknehmen beenden!

Noch einige Tips gegen Anfangsschwierigkeiten:

Viele müssen erst einmal lernen, ihr Herz überhaupt schlagen zu hören. Denn häufig ist es so, daß man auf seinen Herzschlag gar nicht achtet. Der Schlag des Herzens fällt in der Regel erst dann und vor allen Dingen in den Fällen als sehr unangenehm auf, wenn man aufgeregt ist, sich erschrocken hat oder etwas erledigen muß, was einem nicht behagt oder vielleicht sogar etwas Angst macht. Gerade deswegen müssen viele Übende sich langsam mit dem Spüren des Herzschlags vertraut machen und diesen als angenehm und etwas Positives zu sehen. Versuchen Sie sich in diesem Fall klar zumachen, daß der Herzschlag Ihr Dasein und Ihr Leben verkörpert. Spüren Sie Ihr Herz als Quelle und Ursprung des Lebens, aus der Sie Kraft und Energien schöpfen können.

Manchmal kann es auch vorkommen, daß man sein Herz während des Übens überhaupt nicht spürt. Legen Sie in dem Fall anfangs ruhig ab und zu eine Hand auf das Herz, meist spürt man es dann schneller. Aber bedenken Sie auch, daß der ruhige, regelmäßige Herzschlag dieser 4. Übung die Entspannung vertiefen und intensivieren soll. Von daher ist der Herzschlag auch nur minimal wahrzunehmen. Wenn es Ihnen weiterhilft, achten Sie einmal vor dem Übungsbeginn auf Ihr Herz, und vergleichen Sie den Rhythmus mit dem während der Übungseinheit!

5. Die Sonnengeflechtsübung

Das Sonnengeflecht (lat. Solarplexus) ist ein großes Nervengeflecht im Bauchraum. Die Nerven laufen dort zur Mitte hin zusammen wie die vielen Strahlen einer Sonne. Von diesem Sonnengeflecht aus werden die Funktionen der einzelnen Organe im Bauchraum gesteuert: Nieren, Milz, Bauchspeicheldrüse, Dickdarm, Leber, Galle und Magen.

Dieses Nervengeflecht im Bauchraum ist sehr empfindsam. Bei der Sportart Boxen oder den verschiedenen Arten der Selbstverteidigung ist diese Körperregion gefährdet. Denn trifft ein kraftvoller Schlag in dieses Geflecht, ist der *Gegner* meist außer Gefecht gesetzt. Im Alltag dagegen gibt es viele Menschen, denen sehr häufig „der Ärger auf den Magen" schlägt, denen vor Aufregung übel wird, so daß sie nichts mehr zu sich nehmen können. Im schlimmsten Fall kann dies zu Störungen im Magen-Darm-Bereich oder gar zu Magengeschwüren führen kann.

Das Autogene Training will mit Hilfe dieser Übung vorhandene Spannungen lösen und den gesamten Bauchraum entlasten. Die strömende Wärme entkrampft diesen höchst empfindliche Bereich. Wahrscheinlich kennen auch Sie die äußerst wohltuende Wirkung einer angenehm temperierten Wärmflasche, die bei Magenschmerzen, Bauchweh o. ä. auf dem Bauchraum liegt. Die Wärme wirkt geradezu Wunder. Stellen Sie sich aus diesem Grund eine wohltuende Wärme vor, die durch Ihren Bauch strömt und sich dort verteilt. Die Wärme ist bereits durch die vorangestellte Wärmeübung in Ihrem Körper vorhanden. Sie sollen diese nur noch einmal an dieser Stelle im Bauch spüren. Da die Wärme aber bereits vorhanden ist, werden Sie nur minimal etwas spüren, da sich nichts Neues mehr einstellt. Achten Sie während des Übens einmal auf die Geräusche in Ihrem Körper. Wenn Sie ein Grummeln und Rumoren im Bauchraum bemerken und Ihr Magen anfängt zu knurren, so ist das der beste Beweis dafür, daß die Übung zum gewünschten Erfolg geführt hat.

Zudem ist diese 5. Übung dieser Entspannungsmethode die erste aufbauende Übung, die das gesamte Training abrundet und zu einer Einheit macht.

Da der Begriff Sonnengeflecht für die meisten etwas ist, was sie nicht lokalisieren können oder ihnen zu abstrakt scheint, empfiehlt es sich die Konzentration während dieser Übung auf den Bauch zu richten. Der Bauch ist allen präsent und ein Körperbereich, der jedem sofort zugänglich ist. In meinen Kursen habe ich damit ausschließlich positive Erfahrungen gesammelt. Kinder beispielsweise erlernen in den Kursen dieser Entspannungsmethode ebenfalls mit der Region des Bauchs und stellen sich auch die Formel so vor.

Deshalb lautet die Übungsformel:

Mein Bauch ist strömend warm.

Mit dieser Formel und Übung dürfen Sie im Gegensatz zu der vorher erlernten Herzübung wieder spielerisch umgehen. Das könnte beispielsweise so sein:

(Vorher beginnen Sie wie gewohnt mit der Ruhetönung, der Schwereübung, der Wärme-, der Atem- und der Herzübung ...)

... Ich bin ganz ruhig und entspannt ...
Mein Bauch ist strömend warm ...
Ich spüre, wie sich die angenehme Wärme in meinem Bauch strömend ausbreitet ...
Ganz strömend warm ist mein Bauch ...
Mein Bauch ist strömend warm ...
Ich spüre die strömende Wärme in meinem Bauch ...
Angenehme Wärme strömt in meinem Bauch ...
Ich bin ganz ruhig, gelöst und vollkommen entspannt ...

Zusammengefaßt heißt das komplette Übungsprogramm:

Ich bin ganz ruhig und entspannt.
Meine Arme und Beine sind schwer. (3–6mal wiederholen)
Ich bin ganz ruhig und entspannt.
Meine Arme und Beine sind warm. (3–6mal wiederholen)
Ich bin ganz ruhig und entspannt.
Mein Atem geht ruhig und regelmäßig. (3–6mal wiederholen)
Ich bin ganz ruhig und entspannt.
Mein Herz schlägt ruhig und regelmäßig. (3–6mal wiederholen)
Ich bin ganz ruhig und entspannt.
Mein Bauch ist strömend warm. (3–6mal wiederholen)
Ich bin ganz ruhig und entspannt.

Im Anschluß bitte das Zurücknehmen nicht vergessen!

Bildliche Vorstellungshilfen

Auch diese Übung kann durch bildliche Vorstellung unterstützt werden. Stellen Sie sich einfach während der Übung vor, Sie trinken eine Tasse warmen Tee oder Kakao. Spüren Sie dann das Wärmegefühl, das in den Bauchraum gleitet und sich dort strömend verteilt. Wenn es Ihnen lieber ist, stellen Sie sich eine warme Hand vor, die auf Ihrem Bauch liegt und diesen angenehm wärmt. Lassen Sie in Gedanken die Sonne auf Ihren Bauch scheinen, oder plazieren Sie gedanklich eine wunderbar warme Wärmflasche darauf!

Eine wärmende Hand
Lege dich nun ganz bequem hin und schließe deine Augen… Du bist ganz ruhig und entspannt… Stell dir vor, daß auf deinem Bauch eine wärmende Hand ruht… Die wärmende Hand verschmilzt mit deinem Bauch und läßt ihre Wärme in deinen Bauchraum hineinfließen… Spüre die Wärme der Hand, die auf deinem Bauch ruht… Immer mehr Wärme strömt in deinen Bauch hinein und breitet sich dort aus… Dein ganzer Bauch ist nun strömend warm… Die strömende Wärme tut deinem Bauch sehr gut und läßt ihn vollkommen entspannen… Auch du bist völlig ruhig und entspannt…

Bitte die Übung im Anschluß durch das Zurücknehmen beenden!

Ein kleiner Tip zu dieser Phantasiereise: Bevor Sie Ihre Übungshaltung einnehmen, können Sie Ihre Hände einige Minuten lang tüchtig durchkneten, massieren und walken. Stellen Sie sich dabei vor, daß Sie etwas Creme auf den Händen haben, die Sie an jede Stelle Ihrer Hände verteilen müssen. Dabei können Sie die Finger kräftig ausstreichen, den Handballen und den Handrücken abrubbeln, das Nagelbett massieren und alles andere tun, was Ihren Händen gut tut und Ihnen angenehm ist. Wenn Sie nach einiger Zeit der Ansicht sind, daß Ihre Hände nun warm genug sind, legen Sie einer der massierten Hände auf Ihren nackten

Bauch und führen dann die Phantasiereise durch. Sie werden begeistert sein, wie toll und deutlich man die strömende Wärme im Bauch spürt!

Viele warme Sonnenstrahlen

Stell dir vor, du liegst auf einer warmen, weichen Decke im grünen Gras… Du schaust in den blauen Himmel hinein und bist vollkommen ruhig und entspannt… Während du so auf deiner Decke liegst, scheint dir die Sonne auf den Bauch… Viele Sonnenstrahlen wärmen deinen Bauch ganz angenehm… Spüre die warmen Sonnenstrahlen, wie sie deinen Bauch wärmen… Strömend warm ist dein Bauch, von den vielen warmen Strahlen, die die Sonne zu dir hinunter schickt… Dein Bauch ist strömend warm… Laß die warmen Sonnenstrahlen noch einen Moment lang deinen Bauch erwärmen… Du bist ganz ruhig und entspannt…

Bitte die Übung im Anschluß durch das Zurücknehmen beenden!

Eine kleine Kerze im Bauch

Du bist nun ganz ruhig und entspannt… Stell dir einmal vor, du hast tief in dir, ganz in deiner Mitte eine kleine Kerze… Diese kleine Kerze verströmt ein helles, klares Licht, das deinen Bauch angenehm wärmt… Spüre das wärmende Licht dieser kleinen Kerze, wie es sich strömend in deinem Bauch ausbreitet… Strömende Wärme schenkt die kleine Kerze deinem Bauch und hilft ihm so sich völlig zu entspannen… Dein Bauch ist strömend warm… Fühle das wärmende Licht der kleinen Kerze so lange, wie es dir gut tut und du es magst… Du bist vollkommen ruhig, gelöst und entspannt…

Bitte die Übung im Anschluß durch das Zurücknehmen beenden!

Eine Wärmflasche auf meinem Bauch
Schließe deine Augen und stelle dir dann vor, du liegst in deinem schönen, ganz gemütlichen Bett und hast es dir dort bequem gemacht... Auf deinem Bauch hast du eine Wärmflasche gelegt, die mit etwas warmen Wasser gefüllt ist und deinen Bauch sofort angenehm wärmt... Die Wärme der Wärmflasche breitet sich sogleich strömend in deinem Bauchraum aus... Das tut gut und nimmt allen Ärger mit sich, der dir auf den Magen geschlagen ist ... Dein Bauch ist strömend warm... Spüre die angenehme Wärme tief in deiner Mitte und genieße sie, denn sie wird dir neue Kraft geben... Dabei spürst du, daß du vollkommen ruhig und ganz entspannt bist...

Die Übung bitte anschließend zurücknehmen!

Mein Baby liegt auf meinem Bauch
Schließe deine Augen und stell dir vor, du hast soeben dein Kind geboren... Du bist vollkommen glücklich, und dein Baby liegt müde und erschöpft auf deinem Bauch... Du spürst die Wärme deines Kind tief in deiner Mitte... Ganz warm fühlt sich dein Kind auf deinem Bauch an... Die angenehme und wohltuende Wärme deines Babys strömt in deinen Bauchraum hinein... Ganz warm ist dein Bauch... Strömende Wärme breitet sich dort aus... Dabei streichelst du dein Baby liebevoll und zärtlich über seinen Kopf und Rücken... Auch dein Kind ist ganz warm... Spüre noch einen Moment lang die angenehme Wärme in deinem Bauch... Du nimmst in dir eine tiefe Ruhe wahr und fühlst dich ganz entspannt...

Bitte im Anschluß die Übung wie gewohnt zurücknehmen!

Noch einige Tips gegen Anfangsschwierigkeiten

Diese Übung spürt man nicht so schnell und leicht wie beispielsweise die Schwere oder Wärmeübung. Vielleicht lassen Sie sich und Ihrem Körper noch etwas Zeit, um mit dem Ablauf dieser Übung vertraut zu werden. Als kleine Hilfe rate ich Ihnen, hin und wieder vor dem Üben eine Tasse warmen Tee zu trinken. Trinken Sie diesen Schluck für Schluck, und spüren Sie mit geschlossenen Augen nach, wie der warme Tee in Ihrem Bauch ankommt und sich die Wärme an dieser Stelle strömend ausbreitet.

Wenn es Ihnen lieber ist, machen Sie sich eine Wärmflasche. Achten Sie aber darauf, daß diese nur mit ganz wenig warmen Wasser gefüllt wird, damit diese nicht zu schwer ist, wenn sie während des Übens auf dem Bauch liegt.

Beim nächsten Bad oder der warmen Dusche am Morgen, sollten Sie vielleicht einmal den Duschkopf auf den Bauch halten und mit Hilfe des warmen Wassers den Bauchraum erwärmen. Ziehen Sie sich im Anschluß daran warm an, und legen Sie sich unter eine warme Decke. Wenn Sie nun üben, fällt es Ihnen sicherlich besonders am Anfang wesentlich leichter, die Wärme im Bauchraum zu spüren und wahrzunehmen!

6. Die Stirnkühlübung

Dies ist die letzte Übung des klassischen Autogenen Trainings, die wie die vorangegangene Bauchübung eine sogenannte aufbauende Übung darstellt und das Autogene Training abrundet, so daß eine geschlossene Einheit entsteht.

Im Kopfbereich sitzen viele Nerven. Somit ist dies ein Bereich, der höchst anfällig für Schmerzen ist. Bei einigen Menschen passiert es, daß sich die Gefäße und die Nerven bei Streß zu schnell und zu eng zusammenziehen. Die Folge davon sind Spannungskopfschmerzen oder Migräne. Andererseits gibt es auch Menschen, bei denen sich die Gefäße im Stirnbereich zu sehr weiten, was einen hochroten Kopf verursacht. Redewendungen wie *Hitz-*

kopf oder *Mir raucht der Kopf* sind Ihnen sicherlich geläufig. Mit Hilfe dieser Übung lernen Sie eine gesunde Verengung der Gefäße zu erreichen. So daß die Gefäße nicht zu eng zusammengezogen sind, aber andererseits auch nicht zuviel Blut hindurchlassen. Denn der Kopf ist der einzige Bereich, in dem Wärme nicht besonders gut tut oder angenehm wäre. Hat man einen warmen Kopf, kann man sich schlecht konzentrieren. Man fühlt sich matt und schlapp. Dieses Gefühl kennen Sie bestimmt auch von Tagen, an denen Sie einmal Fieber hatten. Dann wissen Sie, wie gut es tut, wenn man sich ein kühles Tuch auf seinen Kopf legen kann. Oder das Gesicht mit angenehm kühlem Wasser wäscht und abreibt.

Um klar und konzentriert arbeiten zu können, braucht man eher einen kühlen Kopf („Einen kühlen Kopf bewahren"). Wichtig ist bei dieser Übung, daß Sie sich eine wohltuende, angenehme Kühle vorstellen. Denn bei zu großer Kälte ziehen sich die Gefäße schließlich zu eng zusammen, und Sie erreichen mit dieser Vorstellung genau das Gegenteil von dem, was Sie eigentlich erreichen wollten.

Falls Sie jemand sind, der häufig unter Kopfschmerzen leidet, sollten Sie nicht zuviel Aufmerksamkeit in diese Übung legen. Es reicht anfangs aus, wenn man sich die Übungsformel 2–3 in Gedanken aufsagt. Man kann die Kühle auf der Stirn nur schwach spüren. Es wird auch nicht etwas kühl oder gar kalt, sondern der Bereich der Stirn soll nur im Vergleich zum restlichen Körper aus den soeben genannten Gründen nicht mit warm werden. Haben Sie viel Geduld, und geben Sie die Hoffnung nicht gleich auf, wenn es in der ersten Übungswoche nicht so klappt, wie Sie es sich erhoffen. Dies ist sicherlich die schwerste der sechs Grundübungen. Aber wie Sie sicherlich bereits festgestellt und am eigenen Leib erfahren haben, kann man sich den Übungen nur überlassen und diese nicht erzwingen. Der Erfolg wird sich beim regelmäßigen Üben mit großer Sicherheit einstellen.

Die Übungsformel lautet:

Meine Stirn ist angenehm kühl.

Wichtiger Hinweis:

Diese Übung sollten Sie **nicht vor dem Einschlafen** durchführen, da diese Übung Ihren Kopf wieder frisch und klar macht. Sonst kann es Ihnen durchaus passieren, daß Sie im Anschluß an das Üben überhaupt keinen Schlaf finden und sich vollkommen fit und ausgeruht fühlen!

Zusammengefaßt lautet das komplette Übungsprogramm des Autogenen Trainings:

Ich bin ganz ruhig und entspannt.
Meine Arme und Beine sind schwer. (3–6mal wiederholen)
Ich bin ganz ruhig und entspannt.
Meine Arme und Beine sind warm. (3–6mal wiederholen)
Ich bin ganz ruhig und entspannt.
Mein Atem geht ruhig und regelmäßig. (3–6mal wiederholen)
Ich bin ganz ruhig und entspannt.
Mein Herz schlägt ruhig und regelmäßig. (3–6mal wiederholen)
Ich bin ganz ruhig und entspannt.
Mein Bauch ist strömend warm. (3–6mal wiederholen)
Ich bin ganz ruhig und entspannt.
Meine Stirn ist angenehm kühl. (3–6mal wiederholen)
Ich bin ganz ruhig und entspannt.

Anschließend wie gewohnt Zurücknehmen!

Bildliche Vorstellungshilfen

Am einfachsten ist es, wenn Sie sich vorstellen, daß ein kühler Luftzug Ihre Stirn streift. Beispielsweise wenn Sie im Sommer in der Sonne liegen und der Wind sachte über Ihr Gesicht weht. Sie können sich auch vorstellen, daß ein kühler Stein oder ein feuchtes, kühles Tuch auf Ihrer Stirn liegt oder Sie Ihr Gesicht mit Wasser befeuchten.

Noch einmal der Hinweis:

Bitte verwenden Sie die Übung der Stirnkühle **nicht** vor dem Einschlafen! Denn die Übung erfrischt und macht den Kopf wieder klar.

Die Reise auf der Wolke

Stell dir einmal vor, du liegst auf einer wunderschönen Wolke ... Du bist ganz ruhig und entspannt ... Du fliegst auf der Wolke in den blauen Himmel hinauf und läßt dir die warme Sonne auf den Bauch scheinen ... Du hast deinen Kopf voll mit vielen Dingen, die dich beschäftigen, und so bist du dankbar, daß hier oben ein ganz zarter Wind weht ... Ein ganz kleiner Windhauch streicht über deine Stirn und kühlt sie angenehm ... Spüre die angenehme Kühle auf deiner Stirn ... Der Windhauch auf deiner Stirn macht deinen Kopf wieder frisch und klar ... Du fühlst dich dabei völlig ruhig und entspannt ...

Bitte die Übung im Anschluß kräftig zurücknehmen!

Auf einer Wiese

Stell Dir vor, du liegst auf einer wunderschönen Wiese ... Du bist ganz ruhig und entspannt ... Es ist ein schöner Tag, und die Sonne scheint vom strahlend blauen Himmel hinab ... Und während dein Körper angenehm gewärmt wird, spürst du auf deiner Stirn einen sanften Windhauch, der deinen Kopf kühlt ... Deine Stirn ist angenehm kühl, und du spürst ein Gefühl der Frische und Klarheit ... Ganz angenehm kühl ist deine Stirn ... Du bist ruhig und vollkommen entspannt ...

Bitte die Übung im Anschluß kräftig zurücknehmen!

Am Bach

Es ist ein wunderschöner Tag, und du machst einen Spaziergang auf einer Wiese... Du bist ganz ruhig und entspannt... Als du an einen kleinen Bach kommst, machst du eine Rast... Mit deinen beiden Händen schöpfst du etwas Wasser aus dem Bach und kühlst damit deine Stirn... Du spürst dabei eine angenehme Kühle auf deiner Stirn... Das kühle Wasser erfrischt dich und macht deinen Kopf frei und klar... Spüre, wie neue Kraft und Energie durch deinen Körper strömen... Du bist ganz ruhig und entspannt...

Bitte die Übung im Anschluß kräftig zurücknehmen!

Im Winter am Meer

Stell dir einmal vor, du machst im Winter Urlaub am Meer... In einem dicken, warmen Wintermantel, gefütterten Stiefeln und Handschuhen machst du dich auf den Weg zu einem Spaziergang am Strand... Du gehst am Wasser entlang und hörst dem Rauschen der Wellen zu... Du fühlst dich wohl und warm, während du am Strand entlang gehst... Der Wind, der am Strand weht, hinterläßt ein angenehm kühles Gefühl auf deiner Stirn... Das tut richtig gut... Der Kopf wird frei, und du fühlst dich wieder frisch und klar... Angenehm kühl ist der Wind auf deiner Stirn... Du läßt ihn dir richtig um deine Nase wehen... Als du von deinem Spaziergang schließlich wieder hierhin zurückkehrst, fühlst du dich vollkommen ruhig, entspannt und erholt...

Die Übung bitte zurücknehmen!

Ein kühles Tuch auf meiner Stirn

Schließe deine Augen und stelle dir einfach vor, es ist Sommer... Du liegst draußen auf einer warmen, weichen Decke und läßt dich von den vielen Sonnenstrahlen wärmen... Dabei legst du dir ein kühles Tuch auf deine Stirn... Das erfrischt vielleicht... Dein Kopf fühlt sich sofort ganz frisch und klar an... Du merkst, wie auch deine Aufmerksamkeit und Konzentration zu dir zurück-

kehrt ... Angenehm kühl fühlt sich das Tuch auf deiner Stirn an ... Spüre die angenehme Kühle auf deiner Stirn ... Du bist nun ganz ruhig, locker, gelöst und entspannt ...

Anschließend bitte die Übung ausgiebig zurücknehmen!

Die Kühle des Steins

Stell dir vor, du hast einen Spaziergang gemacht und dir ein nettes Plätzchen ausgesucht, an dem du es dir ganz gemütlich machen kannst, um einmal so richtig auszuspannen ... Neben dir entdeckst du einen schönen Stein ... Du legst dich der Länge nach hin und schließt die Augen ... Den Stein, den du neben dir gefunden hast, legst du einen Moment lang auf deine Stirn ... Er ist angenehm kühl ... Die wohltuende Kühle auf deiner Stirn tut dir und vor allen Dingen deinem Kopf gut ... Alle Spannungen lösen sich, und du hast das Gefühl wieder klar denken zu können ... Spüre die angenehme Kühle des Steins auf deiner Stirn ... Die wohltuende Kühle des Steins breitet sich in deinem Kopf aus ... Du fühlst dich dabei vollkommen frisch, erholt und entspannt ...

Die Übung bitte noch zurücknehmen!

Noch ein paar Tips gegen Anfangsschwierigkeiten:

Wenn Sie trotz konsequenten Übens keinerlei Erfolg bemerken, versuchen Sie auch bei dieser Übung Ihren Körper zu unterstützen und ihm Hilfestellung zu bieten. Beispielsweise können Sie während des Übens ein Fenster auf Kippe stellen und sich (aber bitte mit einer Decke zudecken) unter das geöffnete Fenster legen. So spüren Sie sehr gut, wie es sich anfühlt, wenn ein leichter Windzug über die Stirn streift.

Sie können auch anfangs während des Übens einen kühlen Waschlappen oder ein Tuch auf die Stirn legen. Wringen Sie dieses aber bitte so aus, daß es nicht mehr tropft, denn das würde beim Üben nur stören.

Ein weitere Tip, der schon vielen meiner KursteilnehmerInnen geholfen hat und im übrigen auch häufig Spannungskopfschmerzen löst, ist folgender:

Träufeln Sie jeweils 1 Tropfen 100 % naturreines Minzöl auf die rechte und linke Schläfe. Aber achten Sie bitte darauf, daß Sie dabei genug Abstand zu Ihren Augen halten, denn kommt etwas von dem Minzöl in die Augen, brennt es fürchterlich!

Übrigens, eine ehemalige Kursteilnehmerin hat sich jedesmal vor dem Üben das Gesicht mit kaltem Wasser abgewaschen, ohne sich anschließend abzutrocknen. So kann man während der Übungsphase das angenehme Gefühl der Kühle etwas leichter und schneller spüren.

Tips und Hinweise zum Üben

Wann, wie oft und wie lange soll geübt werden?

Anfangs ist es von großer Wichtigkeit, daß Sie *regelmäßig* und *konsequent* üben. Das heißt, Sie sollten zwei bis dreimal täglich üben, und das nach Möglichkeit an allen sieben Tage in der Woche. Das mag Ihnen vielleicht im Moment sehr viel erscheinen; beachten Sie aber, daß eine Übungseinheit dieser Entspannungsmethode nur wenige Minuten (für das komplette Programm der sechs Grundübungen nicht mehr als 8– max. 15 Minuten!) dauert, daß Sie Ihren Tagesablauf für das Üben nicht unbedingt unterbrechen müssen, sondern z. B. die Zeit während einer Busfahrt dazu nutzen können. Durch die Übungen des Autogenen Trainings werden Sie wesentlich ausgeglichener, und dadurch gewinnen Sie so sogar noch Zeit hinzu. Wenn Sie nach den ersten Wochen regelmäßig einen Erfolg und eine Wirkung spüren, reicht es auch wenn Sie nur 1–2mal täglich das Autogene Training anwenden. **Wichtig ist die Regelmäßigkeit**. Es ist sinnvoller nur einmal pro Tag die Übungen zu machen, als nur einmal in der Woche und dafür eine Stunde lang!

Einer meiner Teilnehmer berichtete in einer Austauschrunde voller Stolz, daß er nur der Einfachheit halber lediglich ein einziges Mal pro Woche üben würde, dann aber auch 90 Minuten lang. Dies ist natürlich vollkommen sinnlos. Denn erstens soll das Autogene Training dazu dienen, täglich zu neuer Kraft zu verhelfen und dem Körper eine ausreichende Ruhe- bzw. Entspannungsphase zu gönnen, und außerdem ist und bleibt das Autogene Training eine Kurzentspannung, die auch in ausgedehnter Form keine 90 Minuten dauern sollte. Viel mehr hat der Körper einer gestreßten Mutter davon, wenn er mehrmals täglich mit

Hilfe der Entspannungsübungen, Phantasiereisen oder des Autogenen Trainings neue Kräfte und Energien sammeln kann und somit eine Art Tankstelle verkörpert, an der wir immer dann auftanken können, wenn unsere Reserven als Mutter zu Ende sind!

Wichtig!

Für den Anfang ist es am besten, wenn Sie morgens, mittags und am Nachmittag üben. Denn am Abend ist für einen Anfänger die Gefahr zu groß, daß man während des Übens einschläft und Ihr Körper das Autogene Training mit dem Einschlafen verbindet. Sicherlich ist es ganz toll, wenn man mit Hilfe von Autogenem Training einschlafen kann. Aber anfangs ist eben die Gefahr gegeben, das der Körper falsch programmiert wird. Denn passiert es mehrere Male, daß man beim Üben einschläft, glaubt der Körper, daß das Autogene Training mit dem Schlaf gekoppelt ist und wird nach jedem Üben in den Schlaf gleiten. Von daher rate ich Ihnen erst einmal davon ab, am Abend zu üben, es sei denn, Sie wollen danach nicht einschlafen, sondern noch etwas unternehmen. Auch für den Fall, daß Sie Autogenes Training nur aus dem Grund erlernen, um vorhandene Schlafstörungen in den Griff zu bekommen, sollten Sie das Üben vor dem Einschlafen meiden. Denn wenden Sie anfangs die Übungen an und spüren keinen Erfolg, verlieren Sie schnell die Lust weiterzuüben. Und Autogenes Training in einer Problemsituation (nicht einschlafen zu können, bei Migräneanfall, Streß innerhalb der Familie o. ä.) anzuwenden, ohne es vollkommen zu beherrschen, wird mit großer Sicherheit zum Mißerfolg führen. Wenden Sie Autogenes Training erst dann gezielt in solchen Situationen an, wenn Sie sich sicher fühlen und Ihr Körper auf die jeweiligen Übungen richtig reagiert!

Sehr sinnvoll ist es, die Entspannungsübungen fest in den Tagesablauf zu integrieren. Auf diese Weise bildet es mit der Zeit für den Organismus einen festen Bestandteil des Lebens, was für den Übungserfolg sehr förderlich ist. Wird das Autogene Training direkt zur festen Gewohnheit wie der morgendliche Gang ins Badezimmer oder das Frühstück, so werden Sie außerdem feststellen, daß es Ihnen leichter fällt, konstant weiterzuüben. Auf diese Weise beginnt man erst gar nicht, das Üben vor sich herzuschieben. Besonders in der Lernphase neigen viele Übende dazu, etwas anderes zu erledigen, bevor sie mit dem Üben beginnen. Und dann erledigt man eine zweite und dritte Sache, bevor man mit dem Üben anfängt, bis schließlich der Tag vorbei ist und man im Endeffekt gar nicht geübt hat ...

Eine Mutter erzählte mir, daß sie sich morgens extra den Wecker immer 15 Minuten vorstellen würde, um in aller Ruhe Autogenes Training zu machen, bevor der Rest der Familie wach wäre. So hätte sie wirklich einmal Zeit für sich und völlige Ruhe zum Üben. Ihre zweite Übungseinheit legte sie dann auf den späten Vormittag, wenn ihr Mann und die Kinder aus dem Haus waren und sie all die Dinge erledigt hatte, die ihr wichtig erschienen. Anschließend hatte sie die nötige Ruhe, um sich wieder 15–30 Minuten Pause für sich und ihren Körper zu gönnen.

Sicherlich muß jede Mutter für sich selbst entscheiden und herausfinden, wann für sie der beste Zeitpunkt zum Üben gekommen ist. Aber das Autogene Training fest im Tagesablauf zu integrieren, ist gerade in der Erlernphase leichter, weil es schnell zur Gewohnheit wird und man es nicht vergißt.

Anfangs reicht es vollkommen aus, wenn Sie 3–5 Minuten lang üben. Das sollte allerdings gerade am Anfang auch mindestens 2–3mal am Tag sein. Wenn Sie hinterher die Übungen beherrschen, reicht es, wenn Sie einmal am Tag für 8–15 Minuten üben.

Aber auch dabei kommt es ganz auf Sie an. Dazu möchte ich Ihnen von einer Teilnehmerin erzählen, die bereits mehrere Kurse und Veranstaltungen bei mir besucht hat. Diese Teilnehmerin ist Schulleiterin einer Grundschule und Mutter eines lebhaften Sohnes. Da liegt es eigentlich schon auf der Hand, daß jeder Tag voller Streß und Verpflichtungen ist. Doch diese Teilnehmerin hat einfach das Glück, daß sie sich sehr schnell und ganz gezielt und tief entspannen kann. Schon bei der Ruhetönung hört man von ihr ein ganz tiefes, gleichmäßiges Atmen, und ihr reicht es eigentlich aus, sich jede der sechs Grundübungen ein-, zweimal in Gedanken vorzusagen. Wenn sie zu Hause übt, reichen ihr fünf Minuten Übungsphase vollkommen aus.

Eine andere Teilnehmerin, ebenfalls berufstätig und Mutter von zwei Kindern, hat ständig Schwierigkeiten, sich überhaupt die Zeit zum Üben zu nehmen und sich auf die jeweiligen Übungsformeln zu konzentrieren. Sie braucht dann etliche Minuten, um ihren Kopf erst einmal frei zu bekommen und ihre Gedanken „wegzuschicken". Dann beginnt sie mit dem Autogenen Training. Wobei sie sich die Formeln immer sechsmal wiederholt und auch erst dann nach einiger Zeit tief entspannt ist.

Mit diesen Beispielen möchte ich Ihnen als Leserin deutlich machen, wie unterschiedlich die Übungseinheiten von Frau zu Frau sein können. Deshalb möchte ich Ihnen ans Herz legen, einfach auszuprobieren und auf ihr inneres Gefühl zu hören. Sie selbst merken am besten, wie oft und wie lange Sie üben müssen, damit Sie zur Ruhe kommen und sich wohlfühlen!

Wenn Sie das Gefühl der tiefen Entspannung noch weiter genießen möchten, sollten Sie dennoch das Autogene Training nach max. 15 Min. beenden und im Anschluß lieber noch etwas anderes tun, wie beispielsweise eine Phantasiereise anschließen, etwas meditative Musik hören oder einfach weitere Übungseinheiten im Tagesablauf unterbringen, um die Energiereserven ständig neu aufzutanken. Vielleicht haben Sie Lust dazu, etwas meditative Musik zu hören, sich auf eine Phantasiereise zu begeben o.ä. Denn das Autogene Training sollte in jedem Fall eine Kurzentspannung bleiben.

Noch ein kleiner Tip:
Lassen Sie es erst gar nicht so weit kommen, daß Ihre Kraft – und Energiereserven vollständig verbraucht sind. Achten Sie lieber stets aufmerksam und wach auf Ihren Körper, und üben Sie dann, wenn Sie noch etwas Kraft haben. Denn sind erst alle Reserven aufgebraucht, dauert es länger, und es ist ein mühsamer Weg, wieder richtig frisch und fit den restlichen Tag hinter sich zu bringen! Vielleicht haben Sie Lust, einmal dabei an Ihr Auto zu denken.

Das fahren Sie schließlich auch nicht bis auf den letzten Tropfen Sprit und Öl zu Ende, oder?

In welchem Tempo soll ich die jeweiligen Übungen erlernen?

Als grobe Faustregel gilt pro Woche eine neue Übung. Voraussetzung dafür ist allerdings, daß Sie wirklich konsequent und regelmäßig geübt haben und bei der bisher gelernten Übung etwas spüren oder sich zumindest sehr wohl gefühlt und die Ruhe genossen haben. Setzen Sie sich auf keinen Fall unter Druck oder irgendeinen Leistungszwang. Wenn Sie und Ihr Körper für die eine oder andere Übung längere Zeit benötigen, gönnen Sie sich diese ruhig. Denn die Entspannungsübungen und Phantasiereisen sollen Ihnen helfen, in Ihrer Rolle als Mutter und in all der Verantwortung, die Sie ständig mit sich tragen, ruhiger zu werden, in stressigen Situationen gelassener zu bleiben und nicht Ihnen noch mehr Probleme und Aktivitäten aufzuladen!

Marion, berufstätig, Mutter einer 18jährigen Tochter, kam zu mir, um in Einzelstunden Autogenes Training zu erlernen. Leider kam sie viel zu spät. Ihr Arzt hatte ihr bereits etliche Medikamente verordnet, die aber nicht halfen. Marion, völlig motiviert, hatte sich nun in den Kopf gesetzt, von jetzt auf gleich Autogenes Training zu erlernen, und sich deswegen zu den Einzelsitzungen angemeldet. Marion übte am Tag 5–6mal. Doch dadurch setzte sie sich selbst dermaßen unter Druck, daß die ersten zwei Wochen lang jeglicher Erfolg ausblieb. Als ich ihr dazu riet, ganz gelassen und sich ohne jede Erwartungshaltung an diese Entspannungsmethode heranzutasten, stellte sich rasch der ersehnte Erfolg ein.

Deswegen sollten auch Sie sich beim Erlernen soviel Zeit lassen, wie Ihr Körper benötigt. Denn bei zusätzlichem Streß beim Erlernen blockiert der Körper schnell!

Was, wenn Sie während des Übens gestört werden?

Es ist immer besser, vor dem Üben allen in der Wohnung anwesenden Personen Bescheid zu sagen, daß Sie für eine Zeit unter gar keinen Umständen gestört werden möchten. Wenn Sie zu Hause üben, ist es sinnvoll, das Telefon für die Zeit des Übens auszustecken oder zumindest den Hörer zur Seite zu legen. Denn wenn man in einer Entspannungsübung ist, ist man wesentlich sensibler für alle Arten von Reizen. Man hört selbst die leisesten Geräusche sehr intensiv und nimmt viel mehr wahr. Selbst das leiseste Klingeln kann sehr starke Reaktionen auslösen. Bitte vergessen Sie niemals, auch wenn Sie gestört werden und im Anschluß daran gleich weiterüben wollen, die Übung **sofort** nach der Störung zurücknehmen. Ansonsten kann es Ihnen passieren, daß Sie sich matt und müde fühlen. Ein Schwindelgefühl ist ebenfalls ohne das Zurücknehmen nicht ausgeschlossen, da der Körper irritiert ist.

Wenn Sie Kinder haben, die bereits lesen können, sollten Sie außerdem ein großes, nicht übersehbares Schild an der Zimmertür anbringen, in dem Sie üben möchten. Denn so denken die Kinder dran, daß Sie einmal nicht gestört werden wollen, auch wenn sie es in der Zwischenzeit wieder vergessen haben. Bei Kindern im Schulalter empfiehlt es sich auch, in der Mittagszeit nach dem Essen zu üben, wenn die „Großen" gerade ihre Hausaufgaben erledigen. Denn dann ist in der Regel mehr Ruhe als sonst.

Bei jüngeren Kindern etwa im Kindergartenalter, die noch nicht des Lesens mächtig sind, können Sie mit Hilfe der Kinder aus rotem Tonkarton ein großes Stoppschild basteln, das Sie dann jedesmal an die Tür hängen, wenn Sie üben möchten. Dieses Schild fällt sofort ins Auge, und die Kinder wissen, was das für sie heißt. Denn schließlich haben sie ja beim Basteln geholfen! Übrigens, je mehr Sie Ihre Kinder miteinbeziehen, desto mehr akzeptieren diese Ihren Wunsch, sich für einen Moment ungestört zurückzuziehen!

Um den Kindern dies zu erleichtern, sollten Sie Ihre Sprößlinge in jedem Fall informieren, wenn Sie mit dem Üben fertig sind. Damit die Kinder wissen, daß sie nun nicht mehr ganz so still sein müssen.

Was, wenn Sie während einer Übung keinerlei Wirkung bemerken?

Das kann jederzeit und bei allen Entspannungsübungen passieren, egal ob Sie diese gerade erst erlernt haben oder seit Jahren beherrschen. Wichtig ist, daß Sie nichts erzwingen. Wenn Sie am Abend im Bett liegen und sich zum Einschlafen zwingen, klappt das auch nicht. Geben Sie den Mut nicht auf. Jeden Tag fühlen wir uns anders, erleben andere Dinge. So ist das auch mit dem Autogenen Training. Nicht immer fühlen wir gleich. Wichtig ist, daß Sie trotzdem weiterüben. Der Erfolg kommt dann ganz von allein.

Überprüfen Sie ab und zu Ihre Motivation und Einstellung zu den Entspannungsübungen. Wie wichtig ist es Ihnen, mit Hilfe diesen Übungen und Phantasiereisen zur Ruhe zu kommen und Ihren Alltag als Mutter gesünder und vor allen Dingen wesentlich entspannter zu gestalten? Vielleicht setzen Sie sich beim Erlernen und Üben kleine Ziele:

Beispielsweise können Sie einen Übungsplan für die kommende Woche erstellen und schriftlich festhalten, auf dem Sie sich notieren, wann Sie wie oft üben. Dieser Wochen- bzw. Übungsplan bleibt für Sie somit stets überschaubar: Wann, wo und wie oft üben Sie am Montag, am Dienstag etc.?

Wenn Sie diesen Plan eingehalten haben, belohnen Sie sich ruhig, und gönnen Sie sich eine Kleinigkeit. Wie wäre es mit einem schönen, entspannenden Aromaöl für die Duftlampe oder einen Kerze für Ihren Übungsplatz? Für besonders häufiges Üben kann man sich auch schonmal mit einer CD mit meditativer Musik belohnen, einem Massageroller, einem Buch zum Thema Entspannung oder etwas anderem, was Ihnen hilft, sich zu entspannen und einen ruhigen Ausgleich im Alltag zu schaffen.

Was, wenn Sie sich während des Übens unwohl fühlen?

Wenn Sie sich einmal so unwohl fühlen sollten, daß Sie es gar nicht ertragen können, nehmen Sie die soeben begonnene Übung einfach kräftig zurück. Bitte recken und strecken Sie sich dabei wirklich ausgiebig. Dann sollten Sie direkt im Anschluß noch einen Übungsversuch starten, um dem Körper kein ungutes Gefühl zu hinterlassen!

Monica L., eine Teilnehmerin aus einem meiner letzten Kurse, hatte am Wochenende etliche Verpflichtungen. So entschied sie, nachdem sie am Abend einen sehr emotional beladenen, anstrengenden Film gesehen hatte, Autogenes Training zu üben, um im Anschluß daran noch ein paar Stunden arbeiten zu können. Doch da ihr dieser Film so nahe gegangen war, stiegen während des Übens mit einem Mal Ängste in ihr hoch. Sie hat die Übung vollkommen erschrocken und aufgeregt abgebrochen und keinen weiteren Übungsversuch gewagt, da ihre Angst zu groß war, daß dies wieder unangenehm sein könnte. Bei der kommenden Kursstunde allerdings ließ sie sich darauf ein, daß ich ihr die Übungsformeln alle laut vorsprechen und sie sich dabei hinlegen und entspannen konnte. Da ihr meine Stimme, der Raum und die Atmosphäre vertraut und angenehm waren, konnte sie sich gut entspannen und loslassen. Ab da traute sie sich auch wieder zu üben.

Das sollten Sie sich immer vor Augen führen! Es zwingt sie keiner. Starten Sie einfach nach einem unguten Gefühl einen weiteren Versuch. Lassen Sie sich ruhig 15 Minuten dazwischen Zeit, und machen Sie es sich wirklich behaglich. Vielleicht kommen Sie selber darauf, woran es gelegen haben könnte. Wenn Sie sich dann wohlfühlen, starten Sie einen weiteren Übungsversuch, um ihrem Körper zu zeigen, daß das eben eine Irritation gewesen ist, und haben Sie keine Scheu. Denn Autogenes Training ist eine Art Selbsthypnose, und Sie bestimmen dabei ganz alleine, was getan wird.

Was, wenn Sie sich nach dem Üben schlapp, matt und müde fühlen?

Fühlen Sie sich nach dem Üben müde und matt, sollten Sie einmal überprüfen, ob Sie richtig und ausgiebig zurückgenommen haben. Vielleicht machen Sie noch einige kräftige Atemzüge und recken, strecken und dehnen sich tüchtig. Ein paar Kniebeugen bei offenem Fenster bringen den Kreislauf wieder richtig in Schwung.

Es kann aber auch sein, daß Ihr Körper sich sehr nach Entspannung und Ruhe sehnt, weil er sie dringend nötig hat. Versuchen Sie in dem Fall einfach, einmal mehr pro Tag zu üben und zwischen den jeweiligen Übungseinheiten nicht zuviel Zeit verstreichen zu lassen. Vielleicht muß Ihr Körper einfach in stressigen Tagen öfter neue Energiereserven tanken als in Zeiten, die nicht so hektisch , terminbeladen und aufregend sind.

Was, wenn Ihre Gedanken immer abschweifen?

Nehmen Sie eine bequeme Haltung ein, und schließen Sie Ihre Augen. Lassen Sie für einen Moment all das durch Ihren Kopf schweifen, was Sie beschäftigt. Nach einer Minute wenden Sie sich dem Autogenen Training zu und vergessen bewußt alles andere. Wenn es ihnen weiterhilft, setzten Sie Ihre Gedanken auf Wolken, und lassen Sie diese für eine Weile entschweben, oder Sie packen Ihre Gedanken in Päckchen. Diese Vorstellung kann sehr hilfreich sein.

Zahlreiche andere Vorschläge finden Sie dazu am Anfang diesen Buches auf Seite 28.

Lernen in der Gruppe oder im Alleingang?

Aus meinen Erfahrungen als Kursleiterin kann ich Ihnen nur empfehlen einen Entspannungskurs, ein sogenanntes Wohlfühlwochenende oder einen Kurs im Autogenen Training zu besuchen. Denn nichts kann die Erfahrungen und den Austausch in einer Gruppe ersetzen. Allerdings möchte ich Ihnen dazu raten, sich im voraus über den Kurs zu informieren. D. h., es sollten nicht mehr als acht TeilnehmerInnen anwesend sein, weil sonst der Kursleiter nicht mehr Zeit und Möglichkeit hat, auf jeden individuell einzugehen und Hilfestellungen zu bieten. Meist ist es nur in einer solchen Kleingruppe möglich, daß sich die Teilnehmerinnen zu einer Gruppe zusammenfinden, sich öffnen und über ihre Probleme reden. In einer zu großen Gruppe trauen sich viele nämlich nicht, Ihre Ängste, Probleme o. ä. kundzutun.

Darüber hinaus sollte der Grundkurs aus mindestens sechs Abenden bestehen, zwischen denen jeweils eine Woche Pause sein sollte. So haben Sie die Zeit, die gelernten Übungen zu Hause anzuwenden und Erfahrungen zu sammeln. Außerdem sollte der Kursleiter stets offen für Fragen und Probleme sein, die man in einem Buch natürlich nicht so differenziert beantworten kann.

Ein weiterer sehr wichtiger Punkt der für das Lernen in einer Gruppe spricht, ist der, daß man durch die Gruppe motiviert wird, regelmäßig zu lernen. Darüber hinaus macht es auch viel Spaß und Freude, sich mit anderen „Gleichgesinnten" über die gemachten Erfahrungen auszutauschen und gemeinsam Lösungswege zu finden.

TeilnehmerInnen die Autogenes Training in Einzelsitzungen bei mir gelernt haben, hatten wesentlich häufiger Probleme mit dem Üben und täglichem Anwenden.

Was kann ich tun, wenn ich Ruhe brauche, aber keine Zeit zum Üben finde?

Während eines Vormittags zu Hause, beim Einkaufen, beim Hausputz, beim Erledigen der Hausaufgaben mit Ihren Kindern, auf dem Spielplatz oder im Büro, wenn Sie außerdem berufstätig sind, werden Sie sicherlich, auch wenn der Wille da ist, nicht immer dazu kommen Autogenes Training zu machen oder sich zurückzuziehen. In diesem Fall kann ich Ihnen nur dazu raten, mit der Ruhetönung *Ich bin ganz ruhig und entspannt* zu arbeiten. Beispielsweise bei einem anstrengenden Telefonat mit Handwerkern oder in einer hitzigen Diskussion. Sagen Sie sich in Gedanken immer wieder die Ruhetönung vor, auch wenn Sie in diesem Moment am liebsten aus der Haut fahren möchten. Diese Suggestion wird Ihnen sehr helfen, ruhig zu bleiben und einen „kühlen" Kopf zu bewahren! Zusätzlich können Sie Ihrem „Ärger" Luft verschaffen, wenn Sie vor oder nach der Ruhetönung einige Male ganz tief ein und ausatmen. Probieren Sie es ruhig aus, Sie werden sehen, wie hilfreich allein dieser Satz in Ihrem Alltag sein wird. Denn Ihr Körper weiß genau, daß auf diese Ruhetönung in der Regel das Autogene Training folgt und Sie sich entspannen. Von daher bringt dieser Satz nach einiger Zeit des Übens schon viel Ruhe und Gelassenheit mit sich. Allerdings wird Ihnen natürlich der Umgang mit der Ruhetönung das gesamte Training niemals ersetzen können. Aber für *zwischendurch* reicht es ab und zu.

Bettina G., Mutter von drei Kindern, war außer in der Hotelbranche im Verkauf tätig. Wer einmal selbst in diesem Bereich gearbeitet hat, weiß, wie anstrengend dieser Job an manchen Tagen sein kann. Ständig muß man unzufriedene Kunden wieder besänftigen und ihren Wünschen gerecht werden. Ein Termin hetzt den nächsten, und nebenher klingelt permanent das Telefon. Bettina wollte gerne während der Arbeitszeit eine Entspannungs- und Übungsphase unterbringen. Aber es war einfach nicht möglich. So empfahl ich ihr, zwischendurch immer wieder mit der Ruhetönung zu arbeiten, tief durchzuatmen und ganz gelassen zu bleiben. Das tat sie dann auch mit viel Freude und erstaunlichem Erfolg. Gerade in anstrengenden Gesprächen, Telefonaten mit unfreundlichen Kunden und hitzigen Diskussionen oder Verhandlungen half sie sich immer wieder mit dem Satz „Ich bin ganz ruhig und entspannt" und war zufriefen mit dem Resulat. Sie konnte nämlich einen kühlen Kopf bewahren, und viele Dinge ließen sie längst nicht so schnell in die Luft gehen.

Die Wiese des Autogenen Trainings

Eine Phantasiereise als Abschluß der sechs Grundübungen

Mach es dir erst einmal so richtig bequem… Wenn dich nichts mehr stört und du dich rundherum wohl fühlst, schließe einfach deine Augen… Stell dir vor, du bist wieder einmal auf der Wiese des Autogenen Trainings… Stell dir dabei deine eigene, ganz persönliche Wiese des Autogenen Trainings vor… (ca. 60 Sek.)

Es ist ein wunderschöner Tag… Die Sonne strahlt, und am blauen Himmel gibt es keine einzige Wolke zu entdecken… Der zauberhafte Duft der Blumen strömt in deine Nase und wirkt sogleich völlig entspannend… Es ist hier so ruhig und wunderbar still… Es gibt nichts zu hören, außer dem leisen Zwitschern der Vögel… Du gehst in aller Ruhe auf deiner Wiese des Autogenen Trainings spazieren… Vielleicht kannst du dich währenddessen einmal daran erinnern, wie du dich gefühlt hast, als du das erste Mal hier her gekommen bist… Wie hat sich deine Wiese in der Zwischenzeit verändert… Und wie fühlst du dich jetzt, während deines Spazierganges auf deiner Wiese… Laß deine Gefühle und Eindrücke einen Moment lang auf dich wirken… (60–90 Sek.)

Die Wiese des Autogenen Trainings wird dir sicherlich viel vertrauter sein, und du wirst in den Wochen des Übens und Lernens bestimmt den einen oder anderen Ort dort sehr lieb gewonnen haben… Ich möchte dir an dieser Stelle noch ein paar abschließende Worte zu deiner Wiese des Autogenen Trainings sagen… Diese Wiese gehört dir, dir ganz allein… Mit Hilfe der Übungen wirst du sie zu einem wundervollen Ort der Ruhe und Kraft heranwachsen lassen… Du kannst die Wiese jederzeit aufsuchen, wann immer du es brauchst und dich danach sehnst… Ich möchte dir nun für dein Vertrauen danken und sagen, daß es mich sehr gefreut hat, daß ich für eine Zeit lang dein Wegbegleiter sein durf-

te ... Ich möchte dir auch Mut machen, aus deiner Wiese Kraft und Lebensfreude zu schöpfen ... Du wirst diese sicherlich auf deinem weiteren Weg brauchen können ... Alles Gute ...

Beende nun die Übung, indem du all deine neu gewonnene Kraft und Energie sammelst ... Atme ein paarmal ganz tief ein und aus ... Balle deine Hände zu festen Fäusten, recke und strecke dich so oft du magst ... Und komme schließlich mit deiner ganzen Aufmerksamkeit hierher zurück ...

Kurze Entspannungsübungen für zwischendurch

Sie haben nun alle sechs Grundübungen des klassischen Autogenen Trainings nach Prof. J. H. Schultz erlernt. Außerdem kennen Sie jetzt zahlreiche unterstützende Phantasiereisen, die Sie auch ganz losgelöst von irgendeiner bestimmten Entspannungsmethode anwenden können. Dennoch gibt es immer wieder die Situation, daß man das Übungsprogramm dieser Entspannungsmethode aus zeitlichen Gründen o. ä. nicht anwenden kann. Deshalb habe ich einige andere recht kurze Entspannungsübungen zusammengetragen, die ohne großen zeitlichen Aufwand durchgeführt werden können. Diese Entspannungsübungen können Sie problemlos zu Hause, unterwegs, im Büro o. ä. anwenden, da nicht viel Platz oder besondere Materialien dazu gebraucht werden.

Wohltuende Massage für die Füße

Hilfsmittel: 1 Tennisball oder ein Noppenball

Diese Entspannungsübung kommt aus der Reflexzonenmassage. Mit dieser Massage, die meist an den Füßen, aber auch durchaus an den Händen durchgeführt wird, lassen sich Schmerzen im Körper oder andere falsch laufende Körperfunktionen heilen. Dazu werden bestimmte Reflexzonen und Punkten an den Füßen / Händen gedrückt und massiert. Denn die Reflexzonenmassage besagt, daß an diesen Reflexzonen und Punkten energetische Verbindungen zu gewissen inneren Organen und Körperteilen bestehen. Diese energetischen Verbindungen nennt man Meridiane, und durch diese fließt beim gesunden Menschen seine Lebensenergie. Wird diese aber, eventuell durch Streß ausgelöst, längerfristig gestaut und blockiert, kann dies zu Schmerzen führen und die Gesundheit erheblich beeinträchtigen. Mit Hilfe der Reflexzonenmassage kann man diese Spannungen und Blockaden wieder lösen, so daß die Lebensenergie ungehemmt durch die Meridiane weiterfließen und alle körperlichen Bereiche damit versorgen kann.

Durchführung:
Diese Übung muß ohne Schuhe durchgeführt werden, damit Sie an Ihre Reflexzonen kommen. Dazu stellen Sie sich aufrecht hin und beginnen mit dem ersten Fuß auf dem Ball herumzurollen. Stellen Sie sich einfach dabei vor, Sie wollten den Ball in den Boden drücken und richtig platt rollen. Verlagern Sie Ihr gesamtes Gewicht auf dem Ball. Achten Sie darauf, daß Sie durch das Hin- und Herrollen des Tennisballs jede Zone Ihres Fußes richtig gut durchmassieren. Dabei werden Sie sicherlich feststellen, daß es an der einen oder anderen Stelle unterm Fuß schmerzt. Genau diesen Stellen sollten Sie Ihre Aufmerksamkeit schenken und besonders genau massieren. Denn an diesen Stellen und Zonen ihres Fußes befinden sich Energiestaus! Wenn Sie nach einigen Minuten der Meinung sind, den ersten Fuß genug massiert zu haben, rate ich Ihnen, beim ersten Mal sich ganz gerade hinzustellen und für einen Moment die Augen zu schließen. Seien Sie mit Ihrer ganzen Aufmerksamkeit in Ihren Füßen. Spüren Sie den massierten Fuß, und vergleichen Sie ihn mit dem anderen. Wie ist Ihr Stand und die Auflagefläche mit dem massierten Fuß zum Boden hin?

Massieren Sie im Anschluß daran noch Ihren anderen Fuß, damit Sie das Gleichgewicht wieder herstellen. Sie werden übrigens bemerken, daß die Massage Ihre Konzentrationsfähigkeit fördert und Sie wieder munter macht.

Ein kleiner Hinweis zur Kontrolle:
Wenn richtig ausführlich massiert wurde, müßten Sie festgestellt haben, daß der massierte Fuß wesentlich mehr Auflagefläche und einen viel sichereren Stand hat. Dieser Fuß müßte Ihnen sehr groß und wesentlich breiter als der noch nicht massierte Fuß vorkommen.

Heilende Hände

Hilfsmittel: Keine

Diese Massage hat ihren Ursprung ebenfalls in der Reflexzonenmassage, nimmt etwas mehr Zeit in Anspruch, als die Tennisballmassage für die Füße, ist aber weniger auffällig und kann von daher gesehen überall und zwischendurch durchgeführt werden. Die ersten Male sollten Sie sich aber etwas Zeit nehmen, bis Sie mit der Durchführung völlig vertraut sind und diese auch ohne Anleitung selbständig durchführen können.

Tip: Besonders gut eignet sich diese Entspannungsübung übrigens für Frauen, die ständig unter kalten Händen leiden oder während der Arbeit viel Sitzen müssen.

Durchführung:
Als erstes kneten Sie Ihre Hände einmal tüchtig durch. Lassen Sie sich ruhig Zeit dabei, die Hände gegenseitig zu reiben, kneten und massieren. Beginnen Sie mit einer Hand Ihrer Wahl, und machen Sie mit der anderen Hand einen Pinzettengriff, indem Sie Zeigefinger und Daumen aufeinanderpressen. Mit dieser *Pinzette* ziehen Sie nun 2–3mal die Haut zwischen den Fingerknochen in der Hand nach oben aus. Nacheinander bearbeiten Sie so alle Zwischenräume der Finger. Sind Sie damit fertig, streichen Sie 3–4mal richtig kräftig über die Nägel und das Nagelbett der Hand, die Sie massieren. Wenn Sie mit diesem Vorgang fertig sind, umschließen Sie den Daumen (dann Zeigefinger, Mittelfinger etc.) mit der anderen Hand und ziehen diesen kraftvoll nach oben hinaus. 2–3mal sollten Sie diesen Vorgang pro Finger wiederholen. Als

nächsten umschließen Sie wieder den Daumen (Zeigefinger, Mittelfinger etc.) und drehen diesen, samt Haut, einige Male hin und her um die eigene Achse. Anschließend sollten Sie Ihre Hände noch einmal ganz ausgiebig durchwalken, kneten und aneinanderreiben. Beziehen Sie auch den Handrücken und den Handballen in diesen Vorgang mit ein.

Wenn Sie damit fertig sind, müßten Ihre Hände richtig gut durchblutet und vollkommen warm sein. Bei Bedarf kann natürlich auch die andere Hand noch massiert werden, ist aber nicht zwingend notwendig. Die volle Wirkung hat diese Massage auch so. Hiermit ist diese Handreflexzonenmassage auch beendet. Die Anleitung hört sich erst einmal ganz kompliziert an, ist aber halb so schlimm. Nach einigen Malen weiß man genau, was zu tun ist!

So, aber nicht umsonst habe ich diese Übung *Heilende Hände* genannt. Versuchen Sie einmal das Energiefeld zwischen Ihren beiden Händen zu spüren, was Sie durch diese Handreflexzonenmassage aufgebaut haben. Dazu halten Sie Ihre Handinnenflächen in einem Abstand von ca. 20 cm gegeneinander. Probieren Sie selbst aus, wie weit Sie die Handinnenflächen aneinanderbringen können.

Da in den Händen ganz viel Energie frei geworden und in Bewegung geraten ist, haben die Hände eine heilende Wirkung. Sie können es sich also irgendwo ganz bequem und gemütlich machen. Dann legen Sie die massierte Hand (oder beide, wenn es Ihnen lieber ist) auf das Körperteil, an denen Sie etwas heilende Kraft nötig haben. Schließen Sie einfach Ihre Augen und spüren, was zwischen der massierten Hand und Ihrem Körper passiert. Nehmen Sie dabei soviel der Energie in sich auf, wie Sie benötigen. Besonders wohltuend ist die massierte Hand auf dem Bauch oder den geschlossenen Augen. Wenn man anschließend die Augen wieder öffnet, hat man das Gefühl, es sei alles wesentlich klarer und deutlicher zu sehen. Gerade unsere Augen sind sovielen Reizen ausgesetzt und durch die Arbeit am Computer oder Bildschirm belastet, daß diese etwas Heilung und Ruhe nötig haben.

Diese Massage wirkt aber auch ohne die im letzten Abschnitt vorgestellte Weise. Und ohne daß man sie ganz genau nach der oben aufgeführten Anleitung durchführt. Schon die mitgenommenen Hände einmal ausgiebig durchzukneten, zu walken und ein bißchen zu massieren, ist für Mütter, die viel im Haushalt machen, ein wirklicher Genuß. Denn allein die Massage der Hände ist sehr entspannend und setzt Energien frei! Vor allen Dingen regt es die Durchblutung an und befreit von kalten Händen! Denken Sie einmal einen Moment darüber nach, wie oft gerade die Hände in Bewegung sind und arbeiten. Ob beim Spülen, Putzen, Kochen, Nähen, Bügeln oder Schreiben – ständig sind unsere Hände gefragt. Von daher kann man diesen auch hin und wieder einmal eine wohltuende Massage gönnen!

Recken, Strecken, Gähnen

Hilfsmittel: Keine

Durchführung:
Dies ist eigentlich keine Übung einer bestimmten Entspannungsmethode. Aber wenn Sie merken, daß Ihre Aufmerksamkeit nachläßt, Sie sich schlapp fühlen oder einen kleinen *Durchhänger* haben, sollten Sie einmal ausprobieren, sich zwei Minuten Zeit zu nehmen. In diesen zwei Minuten öffnen Sie das Fenster im Raum, stellen sich einen Moment auf einen Balkon oder eine Terasse und atmen ein paar Male richtig tief ein und aus. Stellen Sie sich vor, mit jedem Atemzug tanken Sie neue Energien in sich auf. Und jedes Mal beim Ausatmen schicken Sie alle Müdigkeit, Trübsal o. ä. weit fort, aus sich heraus. Dann nehmen Sie sich ganz bewußt Zeit, um sich zu recken, zu strecken und zu dehnen.

Dies ist besonders bei einer Tätigkeit sehr wichtig, bei der man sich häufig und schnell verkrampft. Beispielsweise, wenn man lange Zeit gebügelt hat, in der Küche gekocht, geputzt und geschnippelt hat o. ä.

Gähnen Sie ruhig immer dann ein paarmal, wenn Ihnen danach ist, und machen Sie ein paar Kniebeugen, wenn Sie das Gefühl haben, dadurch wieder in Schwung zu kommen. Lüften Sie noch einen Moment lang durch, und gehen Sie dann wieder Ihrer Tätigkeit nach.

Sie werden hierbei merken, daß selbst diese ganz gewöhnlichen Dinge schon kleine Wunder vollbringen, wenn man sie ganz bewußt durchführt und diese gezielt in einer solchen Situation einsetzt. Im Anschluß können Sie die Wirkung auch mit Hilfe eines Aromaöls hilfreich unterstützen. Informationen dazu finden Sie im Kapitel Unterstützende Wirkung von Aromaölen auf Seite 115!

Rücken an Rücken

Hilfsmittel: 1 ÜbungspartnerIn

Während eines arbeitsreichen Tages kommt es nur allzuhäufig vor, daß sich Schulter und Nacken verspannen, der Rücken durch falsches Tragen, Sitzen o. ä. belastet wird und dies oft zu erheblichen Schmerzen im Rücken führt. Als kleines Gegenmittel möchte ich Ihnen diese Partnerübung vorstellen.

Durchführung:
Sprechen Sie sich ab, wer von Ihnen als erstes behandelt wird. Derjenige kann sich mit dem Rücken zu seinem Übungspartner stellen oder sich auf eine Decke am Boden legen. Der Übungspartner macht seine Hände zu lockeren Fäusten und klopft angefangen von den Schultern den ganzen Rücken durch. Derjenige, der behandelt wird, darf sich natürlich äußern, was, wo und wie es seinem Rücken besonders gut tut und was nicht. Man muß auch nicht ständig mit den Fäusten klopfen, sondern kann ausprobieren, mit den Fingerspitzen auf dem Rücken zu pochen oder den Handkanten. Erlaubt ist alles, was dem Rücken guttut.

Diese Übung ist dadurch, daß Sie eine Partnerübung ist, schon etwas zeitaufwendiger. Aber es ist auch einmal schön, sich verwöhnen zu lassen und jemand anderen zu verwöhnen. Wenn Sie Lust und weitere Zeit haben, können Sie hierfür auch einen Igelball und/oder einen Massageroller aus Holz als Hilfsmittel dazunehmen. Wenn Sie diese Übung jedoch am Arbeitsplatz mit Ihrer Kollegin oder Kollegen durchführen, reichen die Hände/Fäuste allemal aus. Denn soviel Zeit bleibt einem zum Entspannen dort wohl auch nicht.

Eine Abklopfmassage

Hilfsmittel: Keine

Diese Massage macht wieder herrlich wach und wirkt sehr belebend auf den Körper und die Psyche. Sie läßt sich ohne Vorbereitung oder starre Übungsanleitung durchführen. Selbst für Kinder ist diese lustige Entspannungsübung ein wahres Vergnügen!

Durchführung:
Stellen Sie sich aufrecht hin, und beginnen Sie mit Ihren Händen, die Sie zu lockeren Fäusten halten, Ihren Kopf zu beklopfen. Lassen Sie sich soviel Zeit, wie Ihnen gut tut, und bearbeiten Sie so den ganzen Kopf und wenn Sie möchten auch Ihr Gesicht. Klopfen Sie so fest, wie es Ihrer Meinung nach wohltuend ist. Sind Sie mit dem Kopf fertig und haben alles „wachgeklopft", nehmen Sie sich den Hals und die Schultern vor. So können Sie dann Stück für Stück Ihren ganzen Körper in diese Massage miteinbeziehen. Arme, Hände, Oberkörper, Po, Beine, Füße ... Spüren Sie anschließend in Ihren massierten Körper hinein, und tanken Sie neue Energien. Im Anschluß sollten Sie sich ausgiebig recken und strecken, bevor Sie zum Tagesplan übergehen.

Wenn Sie möchten oder nur ganz wenig Zeit haben, muß man bei dieser Massage nicht unbedingt den gesamten Körper miteinbeziehen. Nehmen Sie sich dann einfach die Körperregionen vor, an denen Sie eine Wohltat und etwas Leben brauchen!

Übrigens eignet sich diese Abklopfmassage hervorragend für Morgenmuffel als guten Start in den Tag. Auf diese Weise kann man jede Stelle seines Körpers herzlich begrüßen, und man vertreibt so die letzte Müdigkeit aus dem Körper! Frisch und munter kann der Tag danach beginnen …

Ein kleiner Tip zur Erfolgskontrolle:
Wenn Sie sich nicht sicher sind, was diese Übung nun bewirkt und was dabei in Ihrem Körper geschieht, sollten Sie sich erst einmal nur einen Ihrer Arme vornehmen. Klopfen Sie diesen dann von der Schulter an gründlichst durch, bis Sie jedes Stückchen dieses Armes bearbeitet haben. Nun schließen Sie einfach einen Moment lang Ihre Augen und spüren in diesen Arm hinein. So können Sie die Wirkung sehr deutlich spüren.

Schnelle Ohrmassage

Hilfsmittel: Keine

Diese schnelle Ohrmassage, die kinderleicht ist und die ich Ihnen auf keinen Fall vorenthalten möchte, kommt aus der Akupunktur. Dabei werden bestimmte Akupunkturpunkte auf dem Ohr (insgesamt befinden sich etwa 400 unterschiedliche Akupunkturpunkte dort) ähnlich wie bei der Reflexzonenmassage fest gedrückt und massiert. Dadurch werden zum einen wieder Energien freigesetzt, was Ihr Wohlbefinden positiv steigern wird, und zum anderen fördern Sie Ihre Aufmerksamkeit und Konzentrationsfähigkeit. Setzen Sie diese schnelle Ohrmassage also dann ein, wenn Sie wieder konzentriert weiterarbeiten und Ihre Aufmerksamkeit auf eine Sache fokusieren möchten.

Durchführung:
Beginnen Sie mit einem Ohr, und fangen Sie am oberen Teil Ihrer Ohrmuschel an. Nehmen Sie dieses am besten zwischen Zeigefinger und Daumen. Reiben Sie mit Druck die Haut dort ausgiebig durch, und ziehen Sie die Haut nach oben aus. So wandern Sie Stück für Stück das Ohr an der Seite hinunter bis hin zum Ohrläppchen. Dort können Sie besonders gut kneten und reiben (**Wichtiger Hinweis**: Sollten Sie Ohrringe tragen, legen Sie diese bitte für die Dauer der Übung ab!). Gehen Sie mit dem Finger auch

ruhig etwas in die Ohrmuschel hinein und versuchen dort durch Druck zu massieren. Zum Schluß massieren Sie mit mehreren Fingern die Kopfhaut hinter dem Ohr gut durch. Auch vor dem Ohr sollte die Haut etwas massiert werden. Nach max. 2–3 Minuten haben Sie das erste Ohr durchmassiert. Im Anschluß sollten Sie auch dem anderen Ohr diese schnelle, wohltuende Massage gönnen.

Ein kleiner Tip:
Testen Sie die Wirkung dieser schnellen Ohrmassage einmal aus. Und zwar lassen Sie vor der Massage einen Glockenton, Glöcken, kleine Schellen oder eine Triangel ertönen. Hören Sie sich den Klang mit geschlossenen Augen an. Massieren Sie dann ein Ohr, und lauschen Sie nochmals mit geschlossenen Augen dem Geräusch. Sicherlich werden Sie zwischen dem massierten und dem anderen Ohr einen gewaltigen Unterschied feststellen. Das massierte Ohr ist nun nicht nur gut durchblutet, sondern zudem viel aufmerksamer und nimmt Geräusche viel intensiver, klarer wahr.

Diese Massage hilft übrigens auch bei Müdigkeit, wenn Ihnen beim Lesen vor den Augen alles verschwimmt oder Sie ständig durch irgend etwas abgelenkt werden!

Ein kleiner Tip:

Diese Ohrmassage können Sie auch mit Hilfe eines selbst hergestellten Massageöls durchführen. Anregungen dazu finden Sie im folgenden Kapitel!

Unterstützende Wirkung von Aromaölen

Um unsere Stimmung und unser Wohlbefinden positiv zu unterstützen, kann man mit Aromaölen arbeiten. Denn diese wirken durch ihre bestimmte Molekularstruktur auf unseren Körper:

Ganz bestimmt kennen Sie auch Momente, in denen Sie einen bestimmten Geruch wahrgenommen haben, der Sie an etwas sehr Schönes erinnert hat und Ihnen ein wahres Glücksgefühl vermittelt hat. Beispielsweise der wunderbare Duft von Zimt, der einen an schöne, gemütliche Wintertage erinnert oder das frische Aroma von Zitronen, der den Kopf wieder klar macht und die Konzentration fördert. Auf der anderen Seite gibt es ebenso Düfte, die uns Unbehagen bereiten oder die wir im wahrsten Sinne des Wortes „überhaupt nicht riechen können". In der Entspannungsarbeit mit Aromaölen werden jedoch nur die Düfte verwendet, die Ihnen zu einem besseren Wohlbefinden verhelfen!

Unsere Nase ist eines der empfindlichsten und sensibelsten Sinnesorgane, die wir besitzen. Wenn wir einen Geruch durch unsere Nase wahrnehmen, so gelangt dieser zunächst zu der sogenannten Riechschleimhaut. Diese sitzt zwischen unseren Augen, oberhalb der Nase. Mehr als 10 Millionen Nervenzellen befinden sich an genau dieser Stelle. Und auf jeder der Nervenzellen findet man etwa 6–8 Flimmerhärchen, die die Molekularstruktur des Duftes aufnehmen und dessen Informationen an einen Teil unseres Gehirns (das limbische System) weiterleiten. Das heißt, diese Informationen lösen eine bestimmte Reaktion in unserem Körper aus, beispielsweise, daß dieser sich entspannt.

An dieser Stelle möchte ich Ihnen einige Aromaöle nennen, die sehr entspannend auf unseren Körper wirken und die Übungen des

Autogenen Trainings hilfreich unterstützen. Wenn Sie möchten, können Sie die Aromaöle natürlich auch unabhängig vom Autogenen Training einsetzen. Auch in diesem Fall werden diese ihre Wirkung entfalten.

Aromaöle, die sehr **entspannend** wirken:

Melisse
besitzt die stärkste Entspannungskraft

Lavendel
wirkt zudem antiseptisch und stark reinigend

Fenchel, süß
entkrampft und beruhigt

Kamille
entkrampft und beruhigt, gegen Kummer, eignet sich gut als Körperöl oder Badezusatz

Neroli
bei psychischer Verspannung, entspannend, beruhigend

Rose
harmonisierend, beruhigend, gegen Kummer

Vanille
beruhigend, schafft Vertrauen, ausgleichend

Düfte, die **anregend**, **erfrischend** wirken und die **Konzentration** fördern:

Bergamotte
hebt die Stimmung

Eisenkraut
inspiriert, erfrischt

Eukalyptus
fördert die Konzentration, antiseptisch, gut bei großer geistigen Anstrengung

Lemongras
erfrischend, anregend, gegen Müdigkeit, steigert die Aufnahmebereitschaft

Zitrone
gedächtnisfördernd, erfrischend, aktiviert, gegen Müdigkeit

Minze
gedächtnisfördernd

Wichtiger Hinweis

Benutzen Sie bitte nur *100 % naturreine Öle* aus dem Bioladen oder Reformhaus, beispielsweise der Firma Primavera! In den anderen Ölen sind künstliche Duftstoffe beigemischt, denen die wertvollen Moleküle fehlen, die positiv auf unser Wohlbefinden wirken. Aus diesem Grund sollten Sie auch bei dem Kauf einer Duftlampe darauf achten, daß diese mindestens 20 cm hoch ist, bzw. der Abstand des Teelichts und der Wasserschale sollte nach Möglichkeit mindestens 20 cm betragen. Ansonsten werden die Duftmoleküle zerstört, weil die Hitze zu groß ist!

Außerdem sollten Sie bevor Sie ein Aromaöl kaufen einmal *proberiechen*. Denn nicht jeder Duft, der als entspannend gilt, wird auch als wohlriechend empfunden. Jeder hat deswegen seine Vorlieben und sollte sein ganz persönliches Aromaöl wählen.

Dosierung und Anwendungsmöglichkeiten:

In eine mit Wasser gefüllte **Duftlampe** träufelt man in der Regel 2–3 Tropfen eines rein ätherischen Öls. Hier gilt *weniger ist mehr*. Denn ein Tropfen reicht oft schon aus, um seine Wirkung zu entfalten!

Eine Duftlampe kann man beispielsweise während des Übens einsetzen. Der Duft des ätherischen Öls wird dann durch das entspannte, regelmäßige Atmen ganz tief im Körper aufgenommen und unterstützt die Wirkung des Trainings.

Wenn Sie Aromaöle als **Badezusatz** verwenden möchten, träufeln Sie etwa 15 Tropfen Ihres Aromaöls in einen Becher Sahne. Die Sahne dient in diesem Fall als Emulgator und sorgt außerdem dafür, daß die Haut beim Baden nicht austrocknet! Während des Bades wird der Duft nicht nur durch die Nase, sondern zudem auch über die Haut aufgenommen!

Für ein **entspannendes Bad** können Sie folgende Mischung nehmen:

- 6 Tropfen Lavendel
- 6 Tropfen Melisse
- 1 Becher süße Sahne

Für ein **belebendes Bad** wäre diese Kombination eine geeignete Mischung:

- 3 Tropfen Eisenkraut
- 3 Tropfen Orange
- 3 Tropfen Minze
- 3 Tropfen Pampelmuse
- 1 Becher süße Sahne

Bei **Traurigkeit und Kummer** mischen Sie sich folgende Öle für ein Bad:

- 4 Tropfen Rose
- 4 Tropfen Lavendel
- 4 Tropfen Neroli
- 1 Becher süße Sahne

Für ein **Erkältungsbad** hat sich diese Mischung bewährt:

- 3 Tropfen Pfefferminze
- 3 Tropfen Eukalyptus
- 3 Tropfen Latschenkiefer
- 3 Tropfen Thymian
- 1 Becher süße Sahne

Falls Sie einmal schlecht gelaunt sein sollten und auch noch die Wohnung, das Bad o. ä. auf Vordermann bringen müssen, können Sie beispielsweise ein stimmungshebendes Aromaöl in Ihr Putzwasser träufeln. So verteilt sich der angenehme Duft in der Wohnung und steigert zudem Ihr Wohlbefinden! Welches Öl nun speziell für Ihr Bedürfnis passend ist, können Sie der Liste entnehmen, wo Düfte aufgelistet sind, die beim Entspannen helfen oder die anregend und konzentrationsfördernd wirken.

Wenn Sie sich etwas ganz besonders Gutes tun möchten, können Sie ätherische Öle auch zu einer wohltuenden Massage benutzen. Beispielsweise die Massage *Heilende Hände*, die Sie in diesem Buch auf Seite 108 finden. Aber genauso gut läßt sich jede andere Massage damit durchführen. Das Öl kann so seine Wirkung wesentlich besser entfalten, weil die Haut auf diese Weise gut durchblutet wird und das Öl schnell einziehen kann.

Wie stelle ich ein Massageöl selber her?

Für ein Massageöl benötigen Sie außer den Aromaölen noch ein sogenanntes Trägeröl. Gute Trägeröle, die sich ausgezeichnet für Massagen eignen, sind beispielsweise Sonnenblumen-, Mandel- oder Jojobaöl. Von Weizenkeimöl würde ich Ihnen abraten, da dieses einen recht gewöhnungsbedürftigen Eigengeruch hat.

Sie nehmen also ein Trägeröl Ihrer Wahl und füllen sich davon erst einmal 50 ml in eine saubere, vollkommen trockene, dunkle Flasche, die sich ganz dicht verschließen läßt. Sie sollten ganz bewußt eine Flasche aus dunklem, braunen Glas nehmen, weil bei hellem, weißem Glas der Lichteinfall die wertvollen Inhaltsstoffe des Massageöls zu schnell zerstören würde.

In diese 50 ml Trägeröl können Sie nun 5 bis max. 10 Tropfen eines Aromaöls geben. Für eine entspannende Massage empfiehlt sich u. a. Lavendel, Melisse oder Kamille. Im Grunde genommen können Sie dieselben Aromaöle verwenden, wie bei den Badezusätzen auf Seite 118! Vielleicht stellen Sie sich mehrere verschiedene Massageöle her: eins zum Entspannen, ein anderes Öl, was belebt und erfrischt, und ein Massageöl, was einem bei Traurigkeit oder Sorgen wieder aufmuntert.

Die Massageöle können Sie jederzeit verwenden. Beispielsweise nach einem ausgiebigen Bad, da macht es die Haut zusätzlich geschmeidig, oder morgens nach der Dusche, um den Körper und die Seele zu beleben. Vielleicht gönnen Sie sich mit Ihrem Partner ein paar schöne Momente und massieren sich gegenseitig. Genausogut können Sie diese Öle natürlich verwenden, wenn Sie gemeinsam mit ihren Kindern Massagen durchführen.

Aromaöle, die entspannend wirken und von Kindern gerne gemocht werden, sind u. a.:

- Lavendel
- Vanille
- Honig
- Mandarine

Öle, die dagegen die Aufmerksamkeit und Konzentration hilfreich fördern und Kinder ansprechen, sind:

- Lemongras
- Pampelmuse
- Eisenkraut
- Pfefferminze

Noch ein kleiner Tip zum Schluß:

Aromaöle finden übrigens auch eine gute Anwendung, wenn Sie diese in Form von Kompressen oder Umschlägen einsetzen. Dazu mischt man auf 2 Liter Wasser ungefähr 4–6 Tropfen eines Aromaöls, taucht dann die Kompresse oder das Tuch in diese Wasser-Öl-Mischung und legt die Kompresse an die gewünschte Körperstelle.

Richtiger Einsatz von meditativer Musik

Meditative Musik kann ebenso wie Aromaöle sehr positiv auf Ihren Körper und somit Ihr Wohlbefinden wirken. Dabei sollte man nur einige Dinge beachten:

Wenn Sie Autogenes Training durchführen, sollten Sie während der Übungseinheit auf jegliche Musik verzichten. Aromaöle dagegen können eingesetzt werden. Denn Musik, auch wenn es meditative Musik ist, wirkt oft sehr einnehmend und erzählt nebenbei auch eine ganz eigene *kleine Geschichte*. Aus diesem Grund würde Sie das nur von den jeweiligen Übungsformeln ablenken.

Dennoch sollte man in keinem Fall auf meditative Musik verzichten. Im Gegenteil. Bei lästiger Hausarbeit beispielsweise kann diese die schlechte Laune vertreiben und Ihre Stimmung heben. Ebensogut eignet sich meditative Musik während einer kleinen Pause im Büro, um einfach einmal abzuschalten und seine Seele baumeln zu lassen. Oft sträuben sich Übende gerade, während der Pause im Büro Autogenes Training durchzuführen, obwohl sie es eigentlich nur allzu gut brauchen würden. Denn es ist meist nicht möglich, sich hinzulegen, es sich bequem zu machen oder Störungen wie Telefonate oder das Hereinplatzen eines Kollegen zu unterbinden. Meditative Musik dagegen kann einfach leise im Hintergrund laufen und entfaltet trotzdem ihre Wirkung. Auch während lästiger Fahrten mit dem Auto im Berufsverkehr wirkt meditative Musik Wunder. Probieren Sie es einfach aus!

Wenn Sie zu Hause einmal statt dem Autogenen Training lieber mit meditativer Musik arbeiten möchten, um sich eine Erholungspause zu gönnen und zur Ruhe zu kommen, können Sie dies folgendermaßen tun: Nehmen Sie wie gewohnt die von Ihnen gewählte Übungshaltung ein. Schließen Sie Ihre Augen, und lassen Sie die Musik einfach auf Sie wirken. Genießen Sie den Klang, und lassen Sie sich von diesem tragen. Vielleicht erzählt Ihnen die Musik ein kleines, entspannendes, musikalisches Märchen ...

Natürlich möchte ich Ihnen an dieser Stelle meine Favoriten unter meditativer Musik empfehlen, denn unter der Vielzahl an Musik ist es sehr schwierig, die passende herauszufinden:

The Land of Enchantment
von Deuter / Kuckuck Musikverlag München '88

Harmonie, Vol. 2 (Frühlingsmorgen & Sommerabend)
Arnd Stein / Verlag für therapeutische Medien, Iserlohn '92

Silk Road
Kitaro / Kuckuck Musikverlag, München

Musik zum Entspannen und Träumen, Vol. 3
Sounds of Silence / Bell Records '96

Mutter & Kind / Musik zum Entspannen für werdende Mütter
Gomer Edwin Evans / Neptun Edition München '93

Spezielle meditative Musik für Kinder, die ich sowohl zu Hause als auch in meinen Entspannungskursen für Kinder und Fortbildungen immer gerne verwende sind:

Sandalin
Lawrence Carls und Volker Zöberlein / Neptun Edition München

Alohin
Lawrence Carls und Volker Zöberlein / Neptun Edition München

Gute Nacht Musik
Gomer Edwin Evans / Neptun Edition München

Meditation für Kinder
Christiane Sautter / Ch. Falk Verlag

Weitere Phantasiereisen zum Träumen und Entspannen

Ein schöner Tag

Lege dich nun ganz bequem hin und schließe deine Augen... Nimm erst einmal Kontakt zum Boden auf und spüre, wie dein Körper den Boden berührt... Dann horch in dich hinein, ob dich auch nichts mehr stört, dir unangenehm ist oder dich einengt... Wenn du nun gut liegst, dann stell dir vor, daß heute ein wunderschöner Tag ist... Der Himmel ist leuchtend blau und ohne jede Wolke... Die Sonne steht groß und rund am Himmel und leuchtet hell und klar...

So machst du dich schließlich auf den Weg und gehst spazieren... Du schlenderst froh und munter einen kleinen Pfad entlang... Rechts und links von diesem kleinen, gemütlichen Pfad wachsen bunte Blumen... Riech mal, wie die Blumen duften... Einfach herrlich... Der wunderbare Duft läßt dich all deine Sorgen und Pflichten vergessen... Eine große, innere Ruhe macht sich in dir breit... Du fühlst dich vollkommen entspannt und gehst mit gemütlichen Schritten deines Weges... Du spürst den Boden unter deinen Füßen und hörst aus einiger Entfernung das leise, fröhliche Zwitschern der Vögel... Plötzlich entdeckst du ein Stück vor dir einen kleinen Schmetterling, der munter umherflattert... Du gehst dem kleinen Schmetterling eine Weile hinterher und kommst so auf eine wunderschöne Wiese... Du suchst dir einen schönen Platz auf der Wiese und machst es dir dort in aller Ruhe ganz gemütlich... (ca. 1 Min.)

Während du nun auf der Wiese liegst, spürst du in dir eine angenehme Schwere.... Dabei läßt du dir die warme Sonne auf den Bauch scheinen... Die Sonnenstrahlen wärmen deine Haut... Du schließt die Augen und genießt diese Ruhe und Stille auf der

Wiese... Deine Seele läßt du baumeln und ruhst dich eine ganze Weile aus... (mindestens 2–3 Min.)

Langsam wird es Zeit wieder nach Hause zurückzukehren... Du nimmst dir aber vor, dir den Weg zu diesem schönen Ort ganz genau zu merken... Denn so kannst du immer, wenn du mal Ruhe und Entspannung nötig hast, hierher zurückkehren um neue Kraft zu schöpfen...

Nun nehme die Übung nach deinem eigenen Tempo zurück, indem du die Hände zu festen Fäusten ballst, dich kräftig reckst und streckst, bis du dich wieder voller Kraft und Energie fühlst...

Eine weise Antwort

Lege dich nun bequem hin und nimm dir genügend Zeit, um es dir auch wirklich richtig gemütlich zu machen... Wenn dich schließlich nichts mehr stört und du dich rundherum wohlfühlst, schließe einfach deine Augen...

Stell dir vor, es gibt ein Problem oder eine Sorge, mit dem du dich schon eine ganze Weile beschäftigst... Ständig mußt du daran denken, und es geht dir einfach nicht aus dem Kopf... Egal was du auch tust, dieses Problem ist immer bei dir... So machst du dich kurzentschlossen auf, um einen kleinen Spaziergang zu unternehmen, der dich auf andere Gedanken bringen soll... Du hast wirklich Glück, denn es ist gutes Wetter... Dann macht das Spazierengehen doch gleich viel mehr Spaß... So gehst du also deines Weges und genießt die Ruhe und Stille um dich herum... (mindestens 1 Min.)

Als du weiter deines Weges gehst, kommst du auf eine schöne Lichtung, auf der einige Bäume stehen... Einer der Bäume gefällt dir besonders gut, und du näherst dich ihm...

Dort angekommen läßt du dich nieder und lehnst dich an den mächtigen, starken Stamm des Baumes... Wenn du nach oben schaust, siehst du in die prächtige Baumkrone... Ein sanfter

Wind zieht durch die Baumkrone hindurch und läßt die vielen, grünen Blätter ganz leise rascheln… Es hört sich fast so an, als wollte der Baum dir etwas erzählen… Müde und erschöpft, wie du bist, schließt du deine Augen… Da – ganz leise hörst du, wie dir die Blätter des prächtigen Baumes etwas zuraunen: „Schütte dein Herz aus und erzähl uns von deinem Problem! Wir haben alle Zeit der Welt und hören dir ganz aufmerksam zu. Vielleicht können wir dir eine Antwort auf deine Fragen geben und dir auf diesem Weg weiterhelfen…“

So erzählst du in aller Ruhe von deinem Problem, das dich in der letzten Zeit so sehr beschäftigt hat… Haarklein und in allen Einzelheiten berichtest du davon… Laß dir soviel Zeit, wie du brauchst… (mindestens 2–3 Min.)

Nachdem deine Worte verklungen sind, hörst du nur noch das leise Rauschen der Blätter… Ganz still ist es um dich herum… Bis dich die Blätter bitten, ihnen gut zu zuhören, weil sie dir nun eine weise Antwort auf deine Fragen und zu dem Problem mitteilen möchten… Aufmerksam hörst du zu und vernimmst die Antwort… (mindestens 90 Sek.)

Glücklich, eine Antwort auf deine Fragen bekommen zu haben, verabschiedest du dich von dem Baum und machst dich langsam wieder auf den Heimweg… Währenddessen mußt du immer wieder über das nachdenken, was die Blätter dir gesagt haben… Eigentlich haben diese gar nicht so unrecht, denkst du zufrieden und kehrst hierher zurück…

Balle deine Hände zu festen Fäusten… Atme einige Male ganz tief ein und wieder aus… Recke und strecke dich, bis du dich wieder richtig erholt und frisch fühlst…

Meine Insel der Ruhe

Mach es dir erst einmal so richtig bequem ... Wenn du magst, kannst du dich mit einer warmen Decke zudecken und deinen Kopf auf ein kleines Kissen legen ... Nimm dir Zeit dazu und spüre in dich hinein, ob du dich auch wirklich rundherum ganz wohlfühlst ...

Wenn dich nichts mehr stört, schließe einfach deine Augen und spüre eine Weile deinen Körper ... Vollkommen ruhig und entspannt ist dein ganzer Körper ...

Du möchtest für eine Weile einfach aus deinem Mutterdasein entfliehen ... All die Dinge, an die du sonst den lieben langen Tag denken mußt, die Sachen im Haushalt, die erledigt werden müssen und alles andere für das du ständig da bist, läßt du nun hinter dir ... Laß die Gedanken einfach ziehen, als wären es kleine Wolken am blauen Himmel ... Immer weiter treibt ein leichter Wind deine Gedanken von dir fort ...

Stell dir nun deine Insel der Ruhe vor ... Genau so, wie du sie dir in deinen Träumen schon immer gewünscht hast ...

Wo liegt diese Insel der Ruhe ...

Was gibt es alles auf deiner Insel der Ruhe, was deine Augen sehen können ...

Was kannst du dort für Gerüche wahrnehmen ...

Welche Geräusche vernehmen deine Ohren auf deiner Insel der Ruhe ...

Du hast nun soviel Zeit, wie du magst und brauchst, um dir deine Insel der Ruhe in Gedanken weiter auszumalen ... Du kannst dort auf Entdeckungstour gehen oder dir ein nettes Plätzchen suchen, an dem du dich nach Herzenslust ausruhen, entspannen und neue Kräfte für deinen Alltag sammeln kannst ... Tu nur das, wozu du auch wirklich Lust hast... Viel Spaß dabei... (mindestens 3–5 Min.)

Wenn du nun das Gefühl hast, einmal genug Zeit für dich ganz alleine gehabt zu haben, um von dem stressigen Alltag auszuspannen und neue Kraft zu sammeln, dann verabschiede dich von deiner Insel der Ruhe... Merk dir den Weg, wie du zu deiner eigenen Insel der Ruhe gelangen kannst... So wirst du jederzeit zu ihr zurückkehren können, wenn du es brauchst und du Sehnsucht nach Ruhe hast...

Atme nun einige Male ganz tief ein und aus... Balle deine Hände ein paarmal zu festen Fäusten... Recke und strecke dich ausgiebig, bis du dich wieder erholt und ganz frisch fühlst...

Am heilenden Bach

Mach es dir bitte in aller Ruhe gemütlich... Wenn du magst, zünde dir eine Duftlampe mit einem Duft an, den du gerne magst oder einfach eine schöne Kerze... Dann lege dich hin... Vielleicht hast du Lust, dich mit einer Decke zuzudecken, damit du dich warm und geborgen fühlst... Wenn dich dann nichts mehr stört oder dir unangenehm ist, schließe deine Augen und horch eine Weile in deinen Körper hinein... Was spürst du dabei...

Stelle dir vor, du hast einen sehr anstrengenden Tag hinter dir... Viele Dinge mußtest du erledigen, permanent hat das Telefon geklingelt, deine Kinder waren nörgelig, und du fühlst dich vollkommen leer und kraftlos... Doch all das ist schon weit weg... Du bist auf einer wunderschönen Wiese, auf der Blumen in deiner Lieblingsfarbe wachsen... Der wunderbare Duft der Blumen läßt dich ganz tief entspannen und alle Sorgen vergessen... Du gehst ein Stück durch das grüne Gras und zwischen den duftenden Blumen hin und her... Bis du zu einem Bach kommst... Das Wasser des Bachs ist völlig klar und hell... Du hast Lust in dem Bach zu baden... Und kaum hast du mit deinen Füßen das Wasser berührt, spürst du die heilende Wirkung des Bachs... Das

Wasser des heilenden Bachs schenkt deinem Körper neue Kraft... Immer mehr und mehr Kraft und Energie fließt in deinen Körper zurück... Du nimmst soviel Kraft und Energie in dir auf, wie du brauchst... (mindestens 1–2 Min.)

Das heilende Wasser umspült deinen Körper und hält ihn ganz warm und geborgen... Die angenehme Wärme des heilenden Wassers tut dir gut... Und du spürst, wie die Wärme auch durch deinen ganzen Körper hindurchströmt... Strömend warm ist dein Körper... Spüre die Wärme tief in dir... (mindestens 1– 2 Min.)

Bevor du den heilenden Bach wieder verläßt, spüre wie das Wasser alle Last von deinen Schultern nimmt... Alle Probleme und Sorgen, die schwer auf deinen Schultern sitzen, wäscht das heilende Wasser des Bachs einfach mit sich fort... Achte darauf, daß das Wasser auch nichts ausläßt... Du bleibst solange in dem heilenden Bach, bis dein Körper vollkommen rein, entspannt und voller Kraft ist... Spüre dabei die wohltuende Wirkung des Wassers... (1–2 Min.)

Du verläßt den Bach wieder, denn langsam ist es an der Zeit, wieder nach Hause zurückzukehren... Du machst dich auf den Weg und kehrst schließlich wieder hierher zurück... Recke und strecke dich nach Herzenslust... Wenn du magst, atme ein paarmal tief ein und aus oder gähne laut...

Ein Flug im Heißluftballon

Mach es dir ganz bequem... Wenn du möchtest, decke dich mit einer Decke zu oder kuschle dich in einen Berg von Kissen... Schließe deine Augen, sobald du dich rundherum wohlfühlst und spüre erst einen Moment lang deinen Körper, wie er so daliegt...

Stell dir vor, es ist ein wirklich scheußlicher Tag... Du hast den Kalender voller Termine, und es gibt mal wieder 1000 Dinge, die du eigentlich dringend erledigen müßtest... Draußen regnet es in Strömen... Gerade als du das Fenster öffnen willst, um etwas zu lüften, fliegt ein wunderschöner Heißluftballon vorbei ... Der Ballon ist ein wahrer Lichtblick zwischen all den dunklen Regenwolken ... Schon immer hast du davon geträumt, in einem Heißluftballon hoch hinauf zu fliegen und dir den Wind um die Nase wehen zu lassen ... Und als wäre es ein Traum, stehst du mit einem Mal in diesem tollen Heißluftballon ... Einfach großartig ... Einen Augenblick denkst du darüber nach, wohin du am liebsten fliegen würdest ... (ca. 60–90 Sek.)

Dann steuerst du deinen Heißluftballon ganz geschickt durch die Regenwolken hindurch, so geschickt und gewandt, als hättest du in deinem Leben bisher nie etwas anderes getan ... Nun bist du durch die dunklen Regenwolken hindurch geflogen und steigst immer höher in den blauen, wolkenlosen Himmel ... Die Sonne steht groß und rund dort oben und schickt dir einige ihrer warmen Strahlen in den Heißluftballon ... So wohl und geborgen hast du dich schon lange nicht mehr gefühlt ... Es ist einfach toll, so schwerelos durch den Himmel zu schweben ... Alles sieht von hier oben gar nicht mehr so schlimm aus ... Ein wunderbares Gefühl von Freiheit und Sorglosigkeit macht sich in dir breit ... Allen Ballast wirfst du von dir ab und steigst so mit deinem wunderschönen Ballon noch ein Stückchen weiter in den strahlend blauen Himmel hinauf ... Und so näherst du dich dem Ziel, an das du gerne fliegen wollest ... Immer näher und näher kommst du, bis du deinen Heißluftballon ganz sanft und langsam landen läßt ... Du steigst aus der Gondel des Ballons und schaust dich um ... Nun laß dir soviel Zeit, wie du magst, und mach es dir an deinem Ziel ganz gemütlich ... Wenn es dir lieber ist, kannst du dich auch umsehen und einen kleinen Spaziergang machen ... Tu das, wozu du im Moment am allermeisten Lust hast ... (ca. 3–5 Min.)

Der Tag neigt sich langsam aber sicher dem Ende zu ... Nun ist er doch richtig schön geworden, denkst du, als du in die Gondel des Heißluftballons hineinkletterst ... In gemütlichem Tempo fliegst du den Ballon wieder in Richtung Heimat, bis du wohlbehalten, glücklich und ganz entspannt wieder zu Hause ankommst ...

Atme ein paarmal ganz tief ein und wieder aus... Balle deine Hände einige Male zu Fäusten und räkel dich dabei kräftig... Dann öffne deine Augen und steh auf...

Was wäre, wenn...

Nimm dir ein Kissen und eine Decke und mache es dir an einem schönen Ort so richtig gemütlich... Wenn du Lust hast, stelle dir einen kleinen Strauß Blumen neben dich oder zünde dir eine schöne Kerze an, damit es noch behaglicher wird... Dann lege dich und und schließe deine Augen... Horch einen Moment lang in dich hinein, ob dich auch nichts mehr stört oder dir unangenehm ist... Wenn du dich wohlfühlst, schließe einfach deine Augen... Spüre als erstes deinen Körper... Versuche auch zu spüren, wie dein Körper auf dem Boden liegt und diesen berührt ...

Sicherlich kennst auch du die folgende Situation oder eine andere, die dieser recht ähnlich ist: Du mußt eine bestimmte Entscheidung treffen, die beispielsweise dich selbst betrifft oder deine Kinder... Doch irgendwie fällt es dir schwer, zu einer Entscheidung zu kommen, weil es viele Gründe dafür gibt... Aber auch einiges, was dagegen sprechen würde...

Nun nimm dir einfach mal eine Weile Zeit... Und in dieser Zeit, die du nun ganz für dich alleine hast, gehst du dieses Problem durch... Stell dir all das vor, was passieren würde, wenn du dich für diese Sache entscheiden würdest... Was wäre also, wenn dies der Fall wäre... Welche gute Seiten hätte diese Entscheidung... Gehe alle positiven Dinge in Gedanken durch, male sie dir aus und laß diese in aller Ruhe auf dich wirken... Versuche auch zu spüren, was du dabei für Gefühle in dir bemerkst... (mindestens 2–3 Min.)

Jetzt hast du bereits alle guten Dinge durchdacht... Stelle dir jetzt gedanklich einfach mal vor, du würdest dich nach weiser Überlegung gegen diese Sache entscheiden... Welche Situationen würden nun eintreten … Wie sähen die Nachteile aus … Könntest du damit umgehen … Und welche Gefühle steigen nun in dir auf … Gehe alle Bedenken und Gegenargumente in aller Ruhe und ohne Eile durch … Male dir alles aus, was wäre, wenn … (mindestens 2–3 Min.)

Nun hast du in Gedanken alles durchgespielt und hast erlebt, was wäre, wenn du dich für eine bestimmte Sache entscheiden würdest, aber auch was passieren würde, wenn du dich letztendlich dagegen entscheidest … Du hast dabei sicherlich gemerkt, wie du dich selbst bei der einen oder anderen Entscheidung gefühlt hast … Vielleicht hat dir diese gedankliche Reise ein entscheidendes Stück weiter geholfen und es dir leichter gemacht, dich für eine Sache zu entschließen … Wenn du aber das Gefühl hast, immer noch keinen Schritt weiter zu sein als vorher, solltest du dir gleich einfach einmal ein Blatt Papier und einen Stift holen. Das Blatt teilst du in der Mitte in zwei gleichgroße Hälften. Nun schreibst du einfach auf die linke Seite alle Argumente auf, die dafür sprechen, so wie du es gerade eben in Gedanken getan hast … Und auf die rechte Seite kommen alle Punkte, die gegen diese Entscheidung sprechen … Manchmal fällt es einem leichter sich zu entscheiden, wenn man es sich vor Augen führen kann …

So nun beende diese Übung, indem du einige Male tief ein und wieder ausatmest … Recke dich ausgiebig und räkel dich solange, bis du dich wieder vollkommen frisch und voller Kraft fühlst …

Ein Ausflug an den Strand

Mach es dir erst einmal so richtig bequem … Laß dir ruhig Zeit dabei, denn schließlich sollst du dich rundherum völlig wohlfühlen …

Wenn du eine gute Übungshaltung gefunden hast, die dir und deinem Körper gut tut, schließe einfach deine Augen und spüre einen Moment lang deinen Körper … Wie fühlt sich dein Körper an …

Stell dir doch jetzt einfach vor, du wärst im Urlaub ans Meer gefahren... Um so richtig abzuschalten und den stressigen Alltag hinter dir zu lassen, gehst du als erstes an den Strand...

Es ist einfach tolles Wetter... Der Himmel strahlt in hellem blau, und keine einzige Wolke ist zu sehen... Die Sonne steht hell und rund dort oben und wärmt alles hier unten mit ihren warme Strahlen... Auch dich umhüllen die angenehm warmen Strahlen der Sonne... Du fühlst dich mit einem Mal so richtig wohl und rundherum ganz geborgen... Schon als du den Weg durch die wunderschönen Dünen herschlenderst, hörst du das Rauschen des Meeres... Es hört sich so an, als wollte das Wasser etwas erzählen... Und da stehst du hoch oben auf der Düne und erblickst vor deinen Augen das unendlich weite Meer...

Du gehst die Düne hinunter zum Strand... Dann spazierst du eine Weile lang am Wasser entlang... Ab und zu findest du eine schöne Muschel und hebst sie auf... So kannst du sie deinen Kindern von deinem Ausflug ans Meer mitbringen...

Da entdeckst du einen leeren Strandkorb, der einladend auf dich wirkt... Du machst es dir dort drin ganz gemütlich... Während du dich in dem Strandkorb erholst, spürst du in deinem Körper eine angenehme Schwere... (mindestens 30 Sek.)

Die Sonne scheint zu dir hinunter und erwärmt deinen Körper... Spüre einmal, wie diese wohltuende Wärme durch deinen Körper hindurchströmt... Die Wärme gibt dir neue Kraft und Energie zurück... (mindestens 30 Sek.)

Du schaust aufs Meer hinaus und beobachtest die Wellen, die sich langsam auftürmen und ans das Ufer gespült werden... Anschließend fließt das Wasser wieder zurück ins Meer, bis es erneut als Welle an den Strand gespült wird... Die kleinen Wellen kommen und gehen... Immer im gleichen ruhigen Rhythmus ... Dabei spürst du deinen Atem... Auch er fließt ganz ruhig und regelmäßig in dir ein und aus, wie die kleinen Wellen... (mindestens 30 Sek.)

Nun fühlst du dich gut erholt und gestärkt... Die Ruhe hier am Strand hat dir gut getan, und nun machst du dich wieder auf den Heimweg...

Sammle dabei alle Kraft und Energie, indem du die Hände zu festen Fäusten ballst, deine Arme kräftig nach oben reckst und tief ein und ausatmest... Wenn du magst, kannst du nun auch wieder deine Augen öffnen...

Helles Licht

Mach es dir erst ganz gemütlich... Hol dir dazu ein Kissen und eine Decke, in die du dich richtig einkuscheln kannst... Dann lege dich bequem hin und schließe deine Augen... Horch einen Moment lang in dich hinein und spüre dabei einfach deinen Körper, wie er vollkommen ruhig und entspannt daliegt...

Vielleicht erinnerst du dich an Situationen und Momente, in denen du dich sehr unwohl gefühlt hast und den Eindruck hattest, alles ganz schwarz zu sehen... Wenn du nun wieder einmal in einer solchen Situation sein solltest, versuche dir doch einfach folgendes in Gedanken vorzustellen...

Schließe einfach die Augen und stelle dir vor, daß du vor dir einen kleinen Lichtstrahl entdeckst... Dieser Lichtstrahl ist noch ganz klein... Aber er verströmt ein helles, ganz klares Licht... Laß das Licht einen Moment lang auf dich wirken...

Du kannst nun dieses helle, klare Licht vor deinen Augen wachsen lassen... Jedesmal wenn du ausatmest, wächst dieses Licht immer ein Stück weiter... Dabei wird sein Schein noch heller und klarer... Laß es einfach in dir atmen... Vollkommen ruhig und regelmäßig... Und achte dabei auf das helle Licht vor deinen Augen... Immer heller wird es um dich herum... Laß also dieses helle, klare Licht soweit mit Hilfe deines Atems wachsen, bis du nichts Dunkles mehr siehst... Das helle Licht läßt dich nun ganz klar und deutlich sehen ... Dabei verschwinden die dunklen, trüben Gedanken, und es kommt Licht ins Dunkle ...

Wie groß und hell du das Licht werden läßt, liegt allein an dir und der Situation, in der du dich befindest ... Du selbst merkst am besten, wann du aufhörst, etwas „schwarz" zu sehen, und du wieder klare Gedanken hegst, es hell wird ... Dieses helle Licht, kann dir immer dann helfen, wenn du es brauchst ... Du mußt dir nur etwas Zeit nehmen, so wie jetzt und dir das helle Licht vor deinem inneren Augen vorstellen ... Probiere es einfach beim nächsten Mal aus ... Viel Glück ...

Dann beende nun diese Übung, indem du ganz tief ein und wieder ausatmest ... Deine Hände zu festen Fäusten ballst ... und dich zum Schluß ausgiebig reckst und streckst, bis du dich wieder voller Kraft und Energie fühlst ...

Der Stein der Kraft

Such dir einen schönen Ort, an dem du es dir ganz gemütlich machen kannst und ungestört bist ... Lege dich dort ganz bequem hin und schließe deine Augen, wenn dich schließlich nichts mehr stört oder dir unangenehm ist ... Versuch dann einen Moment lang einfach deinen Körper zu spüren ... Sei mit deiner Aufmerksamkeit ganz in dir ...

Nun stell dir einmal vor, du machst einen kleinen Spaziergang an einem schönen Bach entlang ... Dir fällt die angenehme Ruhe und Stille an diesem Ort der Natur auf ... Und sofort merkst du, daß sich diese wohltuende Ruhe auch in dir und deinem Körper breit macht ... Vollkommen ruhig und entspannt fühlst du dich ... Du genießt die Landschaft um den Bach und schaust dir alles ganz genau an ... Die Sonne, die heute besonders hell scheint, kleidet alles in ein klares, freundliches Licht ...

Während du gemütlich am Bach entlang schlenderst, fällt dir dort plötzlich ein wunderschöner Stein auf, der am Ufer liegt und eine große Anziehungskraft auf dich ausübt … Eine ganze Weile stehst du einfach nur da und betrachtest den Stein … Ganz genau schaust du ihn dir an und bist völlig fasziniert von seinem Aussehen … (mindestens 30–60 Sek.)

Du bückst dich, um diesen Stein mit deinen Händen aufzuheben … Und als du den Stein schließlich in deinen Händen hältst, spürst du sogleich seine Wirkung … Dieser wundervolle Stein, schenkt dir Kraft … Kraft und Energie strömt durch deine Hände, die diesen Stein halten, in deinen Körper zurück … Spüre diese Energie und die Kraft, die der Stein dir schenkt und nimm sie tief, ganz tief in dich auf … (mindestens 60 Sek.)

Sicher hältst du deinen Stein der Kraft in deinen Händen … Zu Hause wirst du einen Ort für ihn suchen, an dem du ihn sicher verwahren kannst … Denn dieser Stein der Kraft wird dir, wann immer du es je brauchst und möchtest, neue Kraft und Energie schenken können, wenn du dich schlapp, müde oder einfach lustlos fühlst …

Doch nun atme einige Male ganz tief ein und wieder aus … Recke und strecke dich, bis du dich wieder frisch und voller Energie fühlst …

Praktische Hilfen, Tips und Anregungen für gestreßte Mütter

Der Traum von einer sauberen Wohnung…

Die lästige Hausarbeit ist wohl eines der leidvollen Dinge, die in der Regel den Müttern als ihre Pflicht zugeschrieben werden. Dennoch möchte ich Ihnen als Leserin dringend dazu vorschlagen, sich einmal etwas Zeit zu nehmen, um genau über die Hausarbeit nachzudenken. Viele Frauen sind nämlich der Meinung, daß eine Wohnung stets picobello auszusehen hat, nichts einfach so herumliegen darf und alles ganz sauber sein muß. Wenn Sie auch zu diesen Frauen gehören, die dieser Ansicht sind, möchte ich Sie bitten, einmal über folgende Dinge nachzudenken:

- Wer bestimmt denn, daß die Wohnung aussehen muß, wie aus einem Katalog?

- Wen stört es denn, wenn hier und da Spielzeug Ihrer Kinder herumliegt oder ein paar Krümel den Eßtisch in der Küche schmücken?

- Wer zwingt Sie dazu, täglich das Bad zu putzen und die gesamte Wohnung zu saugen?

Denken Sie einmal in aller Ruhe darüber nach! Auch wenn Sie sich jetzt vielleicht bei dem Gedanken ertappen „aber ich habe es doch bisher immer so gemacht!?" sollten Sie beispielsweise einmal eine Woche lang versuchen, Ihre Wohnung und die damit verbundene Hausarbeit so locker wie möglich zu betrachten. Überlegen Sie bei allen Dingen, die Sie im Haushalt erledigen, ob diese wirklich nötig sind. Beispielsweise putzen Sie anstatt alle 14 Tage, jetzt einmal nur alle 4–6 Wochen die Fenster. Oder wischen Sie

Ihre Küche anstatt wie bisher täglich nur einmal die Woche naß aus. Ebenso das Bad. Wenn Sie bisher aus Gewohnheit jeden Tag das Waschbecken und die Toilette geputzt haben, versuchen Sie nun dies nur einmal pro Woche zu tun. Auch die Betten müssen nicht jede Woche komplett neu bezogen werden. Überlegen Sie einfach, was Sie täglich im Haushalt erledigen und welche dieser Dinge Sie probeweise einmal reduzieren, um Ihnen den Alltag zu erleichtern. Denn häufig machen wir Mütter uns den Streß selber, weil wir uns permanent den Kopf darüber zerbrechen, was beispielsweise die Schwiegermutter oder Nachbarin von uns denkt, wenn sich die Schuhe der Kinder wahllos im Eingangsflur stapeln und in der Küche noch das Geschirr von gestern steht. Vielmehr sollten wir uns darüber freuen, daß unsere Wohnung bewohnt aussieht. Und wenn mehrere Personen in einem Haushalt leben, fällt nun hier und da Dreck an, und es liegen Dinge, wie beispielsweise Spielzeug, Tageszeitungen o. ä. in allen Zimmern der Wohnung herum.

Versuchen Sie einfach Ihre Einstellung zum Thema „lästige Hausarbeit“ zu überdenken und prüfen, ob Sie sich nicht etwas des tägliches Stresses somit nehmen können.

Der Tag einer Mutter – durchgeplant und organisiert

Auch wenn man als Mutter nun die Hausarbeit und andere anfallende Tätigkeiten sorgfältig reflektiert hat und sich dadurch etwas Last von den Schultern genommen hat, bleiben immer noch etliche Dinge, die trotzdem erledigt werden müssen. Dabei sollte man als Mutter dazu übergehen, in die Rolle einer Art Organisationsdirektorin zu schlüpfen und alles gut durchzuplanen, um sich das Mutterdasein erheblich zu vereinfachen.

Als kleines Beispiel, was sich auch in meinem Familienleben gut bewährt hat, möchte ich Ihnen empfehlen, einmal pro Woche einen Essensplan zu erstellen. Wenn Ihre Kinder schon kleine Feinschmecker sind und eine genaue Vorstellung davon haben, was ihnen gut schmeckt und was sie überhaupt nicht mögen, könnte man dies am besten gemeinsam, vielleicht am Wochenende tun. So darf sich jedes Familienmitglied ein Gericht wünschen, was auf den Tisch kommt, und Sie sind es los, sich ständig den Kopf darüber zu zerbrechen, was Sie denn heute bloß kochen sollen.

Haben Sie Ihren Essensplan fertig und für jeden der sieben Tage ein Gericht gefunden, machen Sie sich eine Einkaufsliste, auf der Sie all die Dinge notieren, die Sie für die jeweiligen Mahlzeiten benötigen. Auf diese Weise haben Sie sich auch den täglichen Einkauf erspart und kaufen einmal pro Woche all die Dinge ein, die Sie brauchen. Falls dann doch einmal etwas fehlt oder Sie etwas Obst, Gemüse oder Milch frisch kaufen möchten, können Sie dies ohne viel Zeitaufwand tun. Denn die restlichen Dinge haben Sie schließlich bereits bei Ihrem pro Woche einmaligen Großeinkauf getätigt.

Ein kleiner Tip:

Getränke beispielsweise liefern viele Geschäfte oder Getränkehandel für wenig Geld oder häufig auch umsonst direkt ins Haus. Dies erspart Ihnen nicht nur Zeit, sondern auch viel Schleppereien von leeren Kästen und erst recht die der vollen Getränkekästen!

Auch bei anderen Tätigkeiten, die sich nicht vermeiden lassen, kann man sich als Mutter das Leben leichter machen. Beispielsweise beim Wäsche waschen. Meine Töchter waren als Babys die absoluten Speihkinder, wie der Volksmund so schön sagt, und auch jetzt verbrauchen die beiden einen Berg an Wäsche, weil sie selber trinken und essen wollen. So ist ständig alles vollgekleckert, samt Kleidung der Mutter. Da ich aber weder Zeit noch Lust dazu habe, all diese Schmutzwäsche im Anschluß ans Waschen wieder zu bügeln, hänge ich die Kleidung, Bettwäsche, Handtücher etc. so auf, daß diese zum großen Teil nicht gebügelt werden müssen.

Gerade Spannbettücher, Bettwäsche, Badehand- und Geschirrtücher, Unterwäsche, Socken (es soll tatsächlich Menschen geben, die so etwas bügeln ...) und das meiste der Kinderkleidung kann nach dem Trocknen einfach ordentlich gefaltet und sofort in den Schrank geräumt werden. Lediglich Hemden, Blusen und einige Hosen müssen dann noch gebügelt werden. Falls Sie Ihre Wäsche oft in den Trockner tun, können Sie ebenfalls auf das Bügeln verzichten. Besonders Handtücher, Spannbettlaken, Kinderpullis, Babykleidung können nach dem Trocknen zusammengelegt werden.

Wie wäre denn die Aufteilung, daß jeder im Haushalt seine Sachen selber bügelt, die er gebügelt haben möchte? Gerade ältere Kinder, etwa ab 12 Jahren, können sicherlich auch ihre Wäsche selber falten und in den Schrank räumen. Ich weiß von Freundinnen, die schon etwas ältere, pubertierende Töchter haben, daß diese recht anspruchsvoll in Sachen Kleidung sind. Teilweise ziehen sich die Töchter dann mehrmals am Tag komplett um und werfen schnell die Kleidung in den Wäschekorb – geht schließlich auch schneller, als es zu falten und in den Schrank zu räumen, oder?

In diesem Fall würde ich den Töchtern schon einen Teil der Bügelwäsche in eigene Verantwortung übergeben!

Wie wäre es, wenn Sie sich mit Ihrem Mann einmal zusammensetzen und über die Anschaffung einer Spülmaschine nachdenken? Bei einer Familie mit Kindern lohnt sich meiner Ansicht nach diese Anschaffung. Sicherlich muß man große Töpfe, Pfannen und Auflaufformen noch mit der Hand spülen, aber das dreckige Geschirr, Besteck und die Gläser räumt man einfach nach den Mahlzeiten, eventuell mit Hilfe der Kinder(!), in die Spülmaschine und Sie müssen nicht noch eine ½ Stunde in der Küche stehen, spülen, schrubben und anschließend abtrocknen!

Machen Sie es sich doch einfach mal gemütlich. Holen Sie sich einen Stift und Papier. Und während im Hintergrund meditative Musik läuft, überlegen Sie in aller Ruhe, wie Sie Ihren Alltag so strukturieren und durchorganisieren können, daß Sie weniger Streß haben und Ihnen mehr Zeit für sich bleibt.

Geteiltes Leid ist halbes Leid

Sie als Mutter sind nicht immer für alles verantwortlich. Auch Sie haben ein Recht darauf, einmal zu verschnaufen und nicht sofort zu springen, wenn jemand etwas von Ihnen verlangt. Nehmen Sie sich Zeit, vielleicht an einem ruhigen Wochenende, um mit Ihrer Familie einmal zu besprechen, welches Familienmitglied eine bestimmte Aufgabe im Haushalt übernimmt. Auch jüngere Kinder etwa im Kindergartenalter, können schon leichte Aufgaben übernehmen, wie den Tisch zu decken, ihre schmutzige Wäsche selber in den Wäschekorb zu räumen, den Papierkorb aus dem Kinderzimmer selbständig zu entleeren o. ä. Ihre Kinder lernen zudem auf diese Weise Verantwortung zu tragen.

Auch mit Ihrem Partner können Sie sich Aufgaben und Pflichten teilen. Vielleicht ist es Ihrem Mann möglich, am Morgen auf dem Weg zur Arbeit, die Kinder mitzunehmen und beim Kindergarten oder der Schule abzuliefern. Fragen Sie Ihren Mann, ob er die Aufgabe übernehmen kann, sich um den Getränkeeinkauf zu kümmern oder anfallende Arbeiten im Garten. Sie könnten Vereinbarungen treffen, daß Ihr Mann sich beispielsweise am Wochenende um das Mittagessen kümmert oder einen Teil seiner Wäsche selber bügelt.

Auch wenn Ihr Mann berufstätig ist, sollten Sie sich gemeinsam um die Kinder kümmern. Schließlich haben Sie ebenfalls einen anstrengenden Tag hinter sich und ein Recht darauf, sich auszuruhen und Ihren Feierabend zu genießen. Wenn Sie mit Ihrem Partner gemeinsam das Abendbrot herrichten und die Kinder ins Bett bringen, geht es nicht nur schneller, sondern Sie haben im Anschluß auch mehr Zeit, um den verdienten Feierabend gemeinsam zu genießen. Wechseln Sie sich auch des Nachts ab, wenn Sie ganz kleine Kinder haben, die in regelmäßigen Abständen Ihre Nachtruhe unterbrechen, weil sie ihren Schnuller verloren haben, gestillt oder gewickelt werden wollen. Denn Sie benötigen den Schlaf ebenso wie Ihr Partner, denn der kommende Tag ist für Sie sicherlich auch wieder mit etlichen Verpflichtungen und Aufgaben vollgespickt.

Versuchen Sie eine Regelung mit Ihrem Mann zu treffen, mit der Sie beide zufrieden sind. Wichtig ist, daß Sie sich gemeinsam austauschen und offen sagen, welche Vorstellungen und Erwartungen Sie von einem gemeinsamen Familienalltag haben.

Weitere Hilfen für gestreßte Mütter

Oft haben Mütter ein schlechtes Gewissen, wenn es darum geht, fremde Hilfe dankend und mit gutem Gefühl anzunehmen. Schließlich wollen sie sich keine Blöße geben, wo man als Mutter doch viel Zeit hat, vor allem wenn die Kinder vormittags aus dem Haus sind oder die Kinder am nachmittag Verabredungen haben. So denken jedenfalls viele andere und vor allen Dingen Männer über Mütter.

Ich bin da vollkommen anderer Meinung. Nur derjenige, der selbst einen Vormittag mit zwei kleinen Kindern erlebt hat und sich nebenher auch noch gleichzeitig um den Haushalt und das Mittagessen kümmern muß, weiß daß dies eine wirklich harte Aufgabe ist, bei der man recht schnell die Nerven verlieren kann.

Aus diesem Grund möchte ich jeder Mutter ans Herz legen, sich Hilfe von außen zu holen, *ohne* ein schlechtes Gewissen dabei zu haben. Organisieren Sie sich einen Babysitter. Sicherlich haben auch Sie eine Schülerin oder Studentin in der Nähe, die sich ein paar Mark verdienen möchte und gerne am Nachmittag mit Ihren Kindern auf den Spielplatz, in den Zoo oder einfach nur spazierengeht. Wenn Sie niemanden kennen, fragen Sie doch in einer nahegelegen Schule, ob Sie dort einen Aushang machen dürfen, auf dem Sie eine Schülerin als Babysitter für Ihre Kinder suchen. Entwerfen Sie einen pfiffigen, aussagekräftigen Anzeigentext und schreiben Sie dazu, was Sie von dem Babysitter alles erwarten. Wenn Sie auf diesen Aushang noch ein Bild Ihrer Kinder kleben, wird das ganze noch ausdrucksstärker. Oder aber Sie geben in der Zeitung eine Annonce auf, wenn Ihnen ein Aushang zuviel Arbeit ist.

Wenn Sie in Ihrer Wohnung oder im Haus über viel Platz verfügen, könnten Sie sich auch für ein Jahr ein Au-pair-Mädchen organisieren, das Ihnen zur Hand geht und Sie etwas entlastet.

Hin und wieder kann bestimmt auch mal die Oma einspringen, wenn Sie selbst plötzlich krank werden oder Sie einen Arzttermin haben. Oder eine Freundin, die gerne für ein paar Stunden auf Ihre „Rasselbande" aufpaßt oder etwas mit ihnen unternimmt.

Ein kleiner Tip:

Immer wenn Geburtstage der Kinder anstehen, wird man von etlichen Freunden und Verwandten nach Geschenkideen gefragt. Meist quillt das Kinderzimmer aber eh schon über. Machen Sie doch diesen Leuten einfach den Vorschlag, dem Kind einen Besuch im Zoo, Märchenwald oder Zirkus zu schenken. Wie wäre es mit einem Nachmittag im Marionettentheater, Schwimmbadbesuch oder einer kleinen Radtour. So haben die Kinder ein tolles Geschenk, was sicherlich lange in Erinnerung bleibt, und Sie haben an diesem Tag mal wieder Zeit für sich!

Wenn Sie die Arbeit im Haushalt richtig satt sind und keine Lust mehr haben, ständig den Dreck der anderen wegzumachen und den Kindern ihre Sachen hinterherzutragen, ziehen Sie doch in Erwägung, sich wenigstens einmal pro Woche oder alle 14 Tage eine Putzhilfe zu gönnen. Diese könnte dann Dinge erledigen wie beispielsweise das Treppenhaus putzen, alles gründlich durchsaugen, bügeln, Fenster putzen, das Badezimmer putzen o. ä. Mit welchen Aufgaben Sie dann Ihre Putzhilfe beauftragen entscheiden Sie selbst.

Sicher werden Sie mir nun zurecht dagegenhalten, daß eine Putzhilfe oder ein Babysitter nicht umsonst tätig werden. Aber wenn man einmal ehrlich ist, wie oft und wie schnell gibt man Geld für Dinge aus, die im Moment vielleicht gar nicht wichtig sind. Und schließlich ist das Geld, was Sie für eine Hilfe ausgeben auch etwas, was Ihnen zugute kommt. Was nutzt den Kindern oder Ihrem Mann eine Mutter, die mit sich unzufrieden ist, das Gefühl hat, daß Ihr alles zuviel wird und einfach keine Lust hat, ständig hinter den restlichen Familienmitgliedern herzuräumen. Vielleicht können Sie ja einen Teil des Kinder- oder Erziehungsgeldes in eine Putzhilfe investieren. Denken Sie dabei daran, daß

Sie entlastet werden und Sie es sich auch redlich verdient haben. Schließlich haben Sie noch genug andere Dinge zu erledigen, die wichtig sind und getan werden müssen!

Eine weitere große Hilfe für Familien mit Kindern, ist die Anschaffung eines Anrufbeantworters. So können Sie getrost die wichtigen Dinge erledigen, beispielsweise das Kind zu Ende wickeln, in aller Ruhe weiterstillen, die Gute Nacht Geschichte vorlesen oder die Entspannungsübung in aller Ruhe zuende durchführen, auch wenn das Telefon klingelt. Ihr technischer Freund nimmt so sehr sorgfältig alle wichtigen Gespräche vertrauensvoll entgegen. Und wenn Sie dann später Zeit haben, rufen Sie in Ruhe zurück.

Ich erinnere mich an etliche Situationen, in denen hier das Telefon ständig klingelte (beispielsweise nach der Geburt meiner Zwillingstöchter oder während meiner Bürozeiten, in denen ich in der Regel Anmeldungen zu Entspannungskursen o. ä. entgegennehme) und nicht still stand. Und ich entweder alleine war oder mich gerade um eine meiner Töchter kümmern mußte, gestillt habe oder dabei war, meine Töchter zu wickeln und „bettfertig" zu machen. In solchen Situationen habe ich dann einfach keine Ruhe, einen Anruf entgegen zu nehmen. Die Anrufer, denen es wichtig ist, hinterlassen auch eine Nachricht. Und wenn ich selbst dann wieder Ruhe, Zeit und Lust habe, rufe ich zurück.

Chaos Kinderzimmer

Nur allzu häufig ärgert man sich als Mutter über das wahllose Chaos, was im Kinderzimmer vorherrscht. Versuchen Sie einfach mit Ihren Kindern gemeinsam Regelungen diesbezüglich zu treffen. Dabei sollten Sie natürlich das Alter Ihrer Kinder berücksichtigen. Bei jüngeren Kindern, die noch nicht im Kindergarten sind, sollte man vielleicht einmal am Abend, bevor die Kinder schlafen gehen, gemeinsam aufräumen. Dabei recht hilfreich sind u. a. eine Hängematte, in die man alle Kuscheltiere und Puppen zum Aufbewahren legen kann. Außerdem sind gerade für jüngere Kinder große Holz- oder Plastikkisten, die man stapeln kann, gut geeignet. In eine Kiste kommen alle Duplosteine und in eine andere werden alle Holzklötze und Bausteine aufbewahrt. Das ist für die Kinder relativ übersichtlich und praktisch, weil man mehrere Kisten übereinander türmen kann. Zum Spielen kann man den Kindern dann am Tag immer eine der Kisten runterstellen, und die anderen bleiben im Regal oder in einer Zimmerecke aufgestapelt.

Bei Schulkindern kann man erwarten, daß diese in der Lage sind, eigene Verantwortung für ihr „Reich" zu übernehmen. Aber da kommt es sicherlich auch auf Ihre Einstellung an. Wenn Sie ein „dickes Fell" haben, machen Sie hinter dem Chaos im Kinderzimmer einfach die Tür zu, damit Sie davon nichts mehr sehen und hören müssen. Oder aber Sie treffen mit den Kindern die Vereinbarung, daß einmal am Tag all das weggeräumt wird, was herumliegt, und tolle „Bauwerke" aus Lego o. ä. dürfen am Rand stehen bleiben, so daß man das Zimmer noch durchqueren kann.

Eine Freundin von mir traf bei ihren beiden Söhnen immer die Regelung, daß einmal in der Woche große Aufräumaktion angesagt war. Die Kinder hatten ein riesiges Spielzimmer und wenn dann einmal in der Woche die Säuberung des Kinderzimmers auf dem Programm stand, mußten die beiden Kinder vorher aufräumen oder in Kauf nehmen, daß beim Saugen all die Teile mitaufgesaugt würden, die noch auf dem Boden herumlagen.

An dieser Stelle möchte ich Ihnen ein Buch empfehlen, was dieses Thema intensiver aufgreift und etliche tolle Vorschläge für die Praxis enthält:

Was tut die Bananenschale unterm Bett?
Im Kinderchaos Nerven bewahren und Spielregeln finden
Xenia Frenkel / Herder Verlag '97

Ruhephasen und Entspannung, nicht nur für Mütter!

In diesem Buch haben ich Sie nun immer wieder darauf aufmerksam gemacht, wie wichtig es doch ist, sich Zeit zu nehmen, um sich zu entspannen und um Ihrem Körper täglich mehrere Male die nötige Ruhe zu geben, die er dringend braucht. Nur auf diese Weise werden Sie im Laufe der Zeit Ihre innere Balance, Zufriedenheit und Gelassenheit wiedererlangen, um mit stressigen Situationen besser umgehen zu können. Aber doch nicht nur für Sie als Mutter und Ihren Körper sind diese täglichen Entspannungsphasen wichtig. Auch Ihre Kinder und Ihr Partner werden davon profitieren. Davon ganz abgesehen, dürfen Sie Ihre Funktion als Vorbild für die Kinder nicht außer acht lassen. Wenn Sie in stressigen Situationen ruhig und gelassen bleiben und nicht wie sonst herumschreien und auf 180 sind, werden auch die Kinder nicht so schnell aus der Haut fahren. Außerdem machen Sie die Kinder neugierig auf das Thema Entspannung, wenn Sie sich mehrmals am Tag aus diesem Grunde aus dem Familientrubel und Alltag zurückziehen. Auch Kinder sind in unserer heutigen Zeit und Gesellschaft enorm vielen Reizen ausgesetzt. Zumal steigen die Leistungsanforderungen an sie an, die Klassen werden immer größer, und in der Stadt haben viele überhaupt keine Möglichkeit mehr ihren natürlichen Bewegungsdrang auszuleben. So erleben die Kinder schon erheblich Streß und brauchen daher ebenfalls genügend Entspannungs- und Ruhephasen. Vielleicht bietet sich Ihnen hiermit die Chance, Ihre Kinder mit einzubeziehen, gemeinsam Entspannungsübungen durchzuführen, eine Phantasiereise zu erleben oder es sich bei meditativer Musik und einem Tee gemütlich zu machen.

- weiterführende Literatur zum Bereich Entspannung mit Kindern finden Sie im Anhang auf Seite 158!

Ständig müde, schlapp und ausgepowert

Es gibt Phasen und Momente im Leben einer Mutter, in denen man sich einfach immer müde, schlapp, ausgepowert und irgendwie lustlos fühlt. Meistens ist das ein sicheres Zeichen dafür, daß der Körper sich dringend nach Ruhe und Entspannung sehnt. (Vorausgesetzt natürlich, daß keine organische Ursache wie eine Krankheit o. ä. die Ursache dafür ist!)

In diesem Fall ist es ratsam, täglich Entspannungsübungen durchzuführen und seinem Körper zwischendurch immer wieder Ruhephasen zum Verschnaufen zu gönnen. Manchmal geht einem die Arbeit einfach nicht so leicht von der Hand wie an anderen Tagen. Um Ihrem Körper in solchen Momenten wieder auf die Sprünge zu helfen und damit auch Sie sich besser fühlen, sollten Sie einmal auf folgende Dinge achten:

- Wenn Sie morgens duschen, versuchen Sie es einmal mit Wechselbädern. Das belebt den Körper, erfrischt, normalisiert den Kreislauf und tut ihrer Haut gut.

- Achten Sie ganz bewußt auf Ihre Ernährung. Essen Sie viel frisches Obst und Gemüse, in Form von Rohkost oder Salaten, frische Milch und Milchprodukte (wie Joghurt, Quark, Buttermilch, Käse) sowie Vollkornbrot. Dabei sollten Sie auch nicht vergessen, viel Flüssigkeit zu sich zu nehmen. Am besten in Form von Wasser oder ungesüßten, frisch aufgegossenen Tees (keine Instanttees, am besten aus frischen Kräutern gebrüht).

- Ihr Körper braucht Bewegung. Das bringt den Kreislauf und Stoffwechsel in Gang. Am besten geeignet sind Schwimmen, Spaziergänge in der Natur oder Radfahren. Bei Aktivitäten im Fitneßstudio aufgepaßt: Diese können körperliche Verspannungen zusätzlich verhärten, anstatt sie zu lösen!

- Wie wäre es, wenn Sie sich einfach mal einen Tag frei nehmen und mit Ihrer Familie oder alleine etwas Schönes unternehmen. Das bringt Sie auf andere Gedanken und weckt neue Lebensfreude! Trauen Sie sich ruhig einmal Termine oder gesellschaftliche Verpflichtungen abzusagen und genießen Sie ihre „Freiheit".

- Verwöhnen Sie sich, und genehmigen Sie sich einen Nachmittag auf dem Sofa mit einer schönen, heiteren Lektüre, die Sie zum Schmunzeln bringt und sie somit ihre Müdigkeit, Lustlosigkeit und Mattigkeit vergessen läßt.

- In solchen Situationen kann Ihnen sicherlich ein wohltuendes, entspannendes Bad, eine belebende Massage oder Musik helfen, die Sie sehr mögen.

- Ideen dazu finden Sie in dem Kapitel zu Aromaölen auf Seite 115!

Zeit für sich

Das wichtigste Mittel gegen Streß und Hektik ist die Zeit, die Sie sich selber gönnen. Vergessen Sie in dem ganzen Alltagstrubel, Haushalt und den Kindern nicht, daß Sie auch an Sie denken und sich Zeit schenken müssen. Vereinbaren Sie doch mit Ihrer Familie einmal pro Monat einen Tag, an dem Sie als Mutter einfach frei haben. An diesem Tag können Sie dann die Dinge tun, zu denen Sie Lust haben: Mit einer Freundin bummeln oder Eis essen gehen, ein schönes Buch lesen, Musik hören und all die Dinge, zu denen Sie sonst keine Ruhe und Zeit haben.

Aber nicht nur die Zeit für sich, sondern auch Zeit mit Ihrem Partner. Gönnen Sie sich und Ihrem Partner jede Woche einen schönen Abend, besorgen Sie sich einen Babysitter, um so in aller Ruhe Essen zu gehen, eine Theatervorstellung oder ein Konzert zu besuchen. Um irgend etwas zu tun, was Sie beide gerne mögen. Schließlich leben Sie nicht nur, um ständig zu arbeiten und sich um Ihre Sprößlinge zu kümmern. Gemeinsam mit Ihrem Partner haben Sie damals beschlossen, eine Familie zu gründen und zusammen das Leben zu genießen. Daß da auch der Alltag mit seinem Streß dazu gehört, ist nicht zu leugnen. Dennoch ist es sehr wichtig, daß man durch seine Aufgaben, Pflichten im Haushalt mit den Kindern oder im Beruf nicht auch vergessen darf, zu leben und sein Leben zu genießen. Schließlich sind wir nicht auf der Welt, um ständig ums Überleben zu kämpfen. Sondern eher, um es so gut es uns möglich ist, zu genießen. Und aus diesem Grund denken Sie bei dem nächsten Streß, der Sie überkommt, einmal an sich, und gönnen Sie sich Zeit! Soll der Streß doch heute einmal auf Sie warten ...

Lieber erst einmal zu natürlichen Heilmitteln greifen …

In meinen Kursen mußte ich in der letzten Zeit leider immer wieder die Erfahrung machen, daß Frauen, insbesondere gestreßte Mütter, sehr schnell zu Medikamenten greifen, die der Hausarzt gegen den Streß oder die dadurch entstandenen psychischen Probleme, Schlafstörungen o. ä. verschrieben hat in der Hoffnung, daß diese dann Wunder wirken und alle Probleme zu nichte machen.

Durch diese Medikamente entsteht dann oft ein Teufelskreis und eine Abhängigkeit. Die Frauen verlieren das Vertrauen in sich, es selbst schaffen zu können und genug Kraft zu haben, um sich zur Wehr zu setzen und Wege zu finden, den Streß abbauen zu können.

Sicherlich ist es gut und richtig, bei körperlichen Beschwerden einen Arzt oder eine Ärztin zu Rate zu ziehen, um sich einmal untersuchen zu lassen. Aber ein Medikament gegen Streß gibt es leider nicht. Und da die gestreßten Mütter in meinen Kursen sich meist kraftlos und ausgepowert fühlen, setzen sie alle Hoffnung in Arzneimittel.

Eine Kursteilnehmerin war in Behandlung bei einem Neurologen. Der verschrieb ihr als erstes ein hoch dosiertes Mittel,was ihr helfen sollte, zur Ruhe zu kommen, sich zu entspannen und einfach mal abzuschalten. Doch damit allein war nicht geholfen. Denn die Teilnehmerin fühlte sich ständig müde, schlapp, träge und vollkommen lustlos. Also verschrieb der Neurologe ein Medikament, was den Kreislauf anregen und die Patientin wieder in Schwung bringen sollte. Zweimal pro Woche mußte sie in die Praxis fahren, um sich diese Mittel spritzen zu lassen. Nur dadurch wurde die Nervosität noch schlimmer, sie kam überhaupt nicht mehr zu Ruhe und mußte obendrein auch alle paar Stunden ihre Medikamente einnehmen. Bis sie sich endlich ent-

schloß, ihren Alltag völlig neu zu überdenken und umzugestalten. Sie erlernte bei mir das Autogene Training und mit Hilfe dieser Übung traute sie sich schließlich, die Medikamente, nach Absprache mit ihrem Arzt, wieder abzusetzen. Und siehe da, sie fühlte sich wieder wohl und hatte ihr inneres Gleichgewicht wiedergefunden.

Dieses Beispiel soll Ihnen deutlich machen, daß Medikamente nicht immer hilfreich sind. Aus diesem Grunde möchte ich Ihnen ans Herz legen, genau zu überlegen, ob Sie zu diesem oder jenem Medikament greifen und auch nachfragen, wenn Ihr Arzt Ihnen etwas verschreibt oder spritzen möchte.

Oft empfehle ich TeilnehmerInnen, sich in solchen Fällen Rat bei einem guten Homöopathen oder Heilpraktiker zu holen. Vielleicht haben Sie sogar einen Schulmediziner in der Nähe, der ebenfalls Heilpraktiker ist oder mit Naturheilmitteln arbeitet. So würde die Krankenkasse auch die anfallenden Kosten tragen.

Denn viele meiner TeilnehmerInnen und Kinder, die zu mir in die Kurse kommen und mich selbst eingeschlossen, haben sehr positive Erfahrungen mit homöopathischen Mitteln oder beispielsweise den Bachblüten gemacht. Diese heilen die Seele, wie man ihnen so schön nachsagt, haben keinerlei Nebenwirkungen und machen auch in keiner Weise abhängig! Diese Blüten, von denen es insgesamt 38 verschiedene gibt, stellen das seelische Gleichgewicht wieder her und helfen dem Anwender aus einem seelischen Tief heraus oder beispielsweise gewisse Ängste zu überwinden.

Zusätzlich können Sie sich natürlich auch mit den Entspannungsübungen, Phantasiereisen, Aromaölen und meditativer Musik behelfen, wovon Sie zahlreiche in diesem Buch finden, die auf die eine oder andere Ihrer Situation sicherlich zutreffend sind und Ihnen somit sicherlich auch weiterhelfen.

Ein Wort zum Schluß

Sie haben nun etliche Entspannungsübungen, Phantasiereisen und alle sechs Grundübungen des Autogenen Trainings kennengelernt. Nun möchte ich Ihnen noch eine Kleinigkeit, eine Art Bild, mit auf den Weg geben. Als ich vor Jahren Autogenes Training erlernt habe, hat meine Kursleiterin in der letzten Stunde gesagt: „Stellt euch das Autogene Training als ein kleines Samenkorn vor, das ich nun jedem von euch mit auf den Weg gebe. Es kann nur heranwachsen, wenn es liebevoll gepflegt und genährt wird. Bekommt es diese Zuwendung, so wird es eines Tages zu einer wunderschönen Pflanze heranwachsen können, die Früchte trägt."

Nehmen Sie diesen Buch nun als kleines Samenkorn von mir. Ich habe Ihnen alles, was Sie wissen müssen, mit auf den Weg gegeben. Es liegt an Ihnen, ob Sie dieses Wissen heranwachsen lassen möchten.Gehen Sie liebevoll damit um, wird es bald reife Früchte tragen, die Sie ernten können. Ich würde es mir wünschen, denn das Autogene Training hilft jedem, einen gesunden Ausgleich in sein Leben zu bringen. Besonders wichtig ist dies für Menschen, die häufig großen Belastungen ausgesetzt sind, wie Mütter mit Kindern. Aber auch für alle anderen ist es eine gute, durchaus sinnvolle Gesundheitsprophylaxe (Vorsorge). Man erlebt sich und seinen Körper intensiver. Man spürt sich, und zwar nicht nur dann, wenn man wieder einmal krank ist oder etwas nicht so funktioniert wie es soll.

Ich denke, wir sind in unserer heutigen Gesellschaft so großen, hohen Erwartungen und Druck ausgesetzt, daß jeder etwas für sich tun sollte. Durch meine Tätigkeit als Entspannungspädagogin und durch die Kurse im Autogenen Training, die ich ebenfalls bereits mit kleinen Kindern durchführe, wird mir immer wieder deutlich, wie sehr Kinder schon gegen die hohen Erwartungen unserer Gesellschaft anzukämpfen haben. Selbst im Kindergartenalter erwarten viele Eltern schon, daß Ihr Kind rechnen können muß, und, und, und...

Ich hoffe jedenfalls, Ihnen als gestreßte Mutter einen Schritt weitergeholfen zu haben auf dem Weg, der aus dem Streß hinausführt, und wünsche Ihnen alles Gute und viel Erfolg auf Ihrem weiteren Weg!

Entspannungskurse und Fortbildungen mit der Autorin:

Sabine Seyffert, staatl. anerk. Erzieherin, Entspannungspädagogin, Psychologische Beraterin mit Ausbildung in Bachblütentherapie, bietet u. a. Kurse im Autogenem Training für Kinder, Jugendliche und Erwachsene an, Entspannungstraining für Kinder im Kindergartenalter, Eltern-Kind-Nachmittage, Wohlfühlwochenenden, sowie Fortbildungsveranstaltungen für PädagogInnen, die mit Kindern zum Thema Entspannung arbeiten möchten.

Wer an den Kursen Interesse hat, kann sich gerne **schriftlich** (bitte immer 3.– DM in Briefmarken beilegen) an die folgende Adresse wenden:

Praxis für Entspannungspädagogik
z. Hd. Sabine Seyffert
Staatl. anerk. Erzieherin
Entspannungspädagogin
Psychologische Beraterin
Schlüssel 122
42329 Wuppertal

Literaturempfehlungen

Zum Thema Entspannung für Erwachsene

- Bewußter leben durch Autogenes Training und richtiges Atmen

Else Müller / Rowohlt Verlag 1983

- Die Heilkraft des Atems – 50 Atemübungen für Körper, Geist & Seele

Mariette Till / Goldmann Verlag 1988

- Himmlische Düfte

Susanne Fischer-Rizzi / Hugendubel Verlag 1989

- Sanfte Massagen mit ätherischen Ölen

Monika Werner / Gräfe & Unzer 1995

- Reflexzonenmassage

Dr. Franz Wagner / Gräfe & Unzer 1987

- Höher als die Berge, tiefer als das Meer – Phantasiereisen für Neugierige

Klaus Vopel / Iskopress 1993

Zum Thema Frauenkrankheiten und Probleme natürlich Heilen

- Blütenessenzen für Frauen

Annette Frankenberger / Knaur Verlag 1995

- Blütenessenzen für Partnerschaft und Sexualität

Annette Frankenberger / Knaur Verlag 1995

- Homöopathie für Frauen

Marianne Meijer und Leo Huijsen / Knaur Verlag 1993

- Frauenkrankheiten natürlich heilen

Ernst-Albert Meyer / Knaur Verlag 1995

Zum Thema Frau sein, selbstbewußt werden

- Wir werden nicht als Mädchen geboren – wir werden dazu gemacht
Ursula Scheu / Fischer Taschenbuch 1977

- Brave Mädchen kommen in den Himmel, böse überall hin
Ute Erhardt / Krüger Verlag 1994

- Der wunde Punkt – Die Kunst nicht unglücklich zu sein
Wayne W. Dyer / Rowohlt 1977

Zum Thema Entspannung mit Kindern

- Komm mit auf meine Traumwiese – Autogenes Training für Kinder
Sabine Seyffert / Musikbär Verlag 1995

- Viele kleine Streichelhände – Kinder massieren Kinder
Sabine Seyffert / Menschenkinder Verlag 1997

- Ein Himmel voller Luftballons / Übungen zum Bewegen, Entspannen, gutes Atmen, Phantasiereisen u.v.m.
Sabine Seyffert / Menschenkinder Verlag 1996

- Dschungelfest und Ritterparty / Ein ausgefallenes Festebuch zum *entspannten* Feiern mit Kindern
Sabine Seyffert / Menschenkinder Verlag 1996

- Kleine Mädchen – Starke Mädchen / Spiele und Phantasiereisen, die mutig und selbstbewußt machen
Sabine Seyffert / Kösel Verlag 1997

Danksagung

An dieser Stelle möchte ich meinem Mann Oliver danken, der durch seine liebevolle, partnerschaftliche Unterstützung und Hilfe im Haushalt das gemeinsame Familienleben sehr schön und unbeschwert macht.

Ebenso danke ich meinen Töchtern Finja-Alina und Pina-Maya, die mir immer wieder deutlich vorleben, daß man das Leben in vollen Zügen genießen soll und nichts so wichtig ist wie die Freude und Lust am Leben.

Außerdem danke ich meiner Freundin und Kollegin Claudia Reeker-Lange, die dieses Manuskript gründlich durchgearbeitet hat und mir somit viele Anregungen, konstruktive Verbesserungsvorschläge und weitere Empfehlungen gegeben hat.

Leben in der Familie

Gisela Preuschoff
Kinder mit Mandalas zur Stille führen
Kreative Anregungen und praktische Übungen für Eltern und Kinder
ISBN 3-451-26374-2
Spielerisch Ruhe gewinnen: Wie Eltern mit Kindern Mandalas malen, basteln, achtsam betrachten oder mit dem Körper gestalten können.

Doro Kammerer
Zärtlicher Abschied vom Tag
Einschlafrituale für Kinder
ISBN 3-451-26365-3
Jeden Abend das gleiche Theater: Was Eltern tun können, wenn ihre Kinder nicht schlafen gehen wollen.

Karin Schaffner
Mit allen Sinnen die Welt erfahren
Geschichten und Spielanregungen für Kinder und Eltern
128 Seiten, Klappenbroschur
ISBN 3-451-26283-5
Spiel und Spaß für Erwachsene und Kinder – und wie Kinder dabei lernen können.

Daniela Liebich
Mit Kindern richtig reden
Wirksam erzählen, ermahnen, erklären
160 Seiten, Klappenbroschur
ISBN 3-451-26155-3
Regeln und Tips für ein lebendiges Miteinander – ohne Streß und Frust.

Cordelia Alber-Klein / Regina Hornberger
Das Bach-Blüten-Buch für die Familie
Kinder und Eltern entdecken sich selbst
Mit Farbabbildungen der 38 Bach-Blüten
ISBN 3-451-23787-3
Ein Buch für alle Eltern, die zusammen mit ihren Kindern positive Erfahrungen in sanfter Gesundheit und bei der Persönlichkeitsfindung machen wollen.

HERDER